U0326009

丁象宸
马惠珍·编著

 宁夏名老中医系列

丁象宸、马惠珍医话个案与文选

DINGXIANGCHEN MAHUIZHEN YIHUAGEAN YU WENXUAN

陕西科学技术出版社
阳光出版社

图书在版编目（CIP）数据

丁象宸、马惠珍医话个案与文选 / 丁象宸，马惠珍编著.
—西安：陕西科学技术出版社，2017.12
ISBN 978-7-5369-7162-2

Ⅰ.①丁… Ⅱ.①丁…②马… Ⅲ.①医话 — 汇编 —
中国 — 现代②中医临床 — 经验 — 中国 — 现代 Ⅳ.①
R249.7

中国版本图书馆 CIP 数据核字（2017）第 326900 号

## 丁象宸、马惠珍医话个案与文选

丁象宸　马惠珍　编著

| 出 版 者 | 陕西科学技术出版社 | 阳光出版社 |
| --- | --- | --- |
| | 西安北大街 131 号 | 宁夏银川市北京东路 139 号 |
| | 邮编 750003 | 邮编：750001 |
| | 电话（029）87211894 | 电话（0951）5014139 |
| | 传真（029）87218236 | 传真（0951）5014274 |
| | http://www.snstp.com | http://www.yrpubm.com |

| 发 行 者 | 陕西科学技术出版社　阳光出版社 |
| --- | --- |
| 印　　刷 | 宁夏银报智能印刷科技有限公司 |
| 开　　本 | 720mm×980mm　1/16 |
| 印　　张 | 16.5 |
| 字　　数 | 250 千字 |
| 版　　次 | 2017 年 12 月第 1 版 |
| 印　　次 | 2017 年 12 月第 1 次印刷 |
| 书　　号 | ISBN 978-7-5369-7162-2 |
| 定　　价 | 38.00 元 |

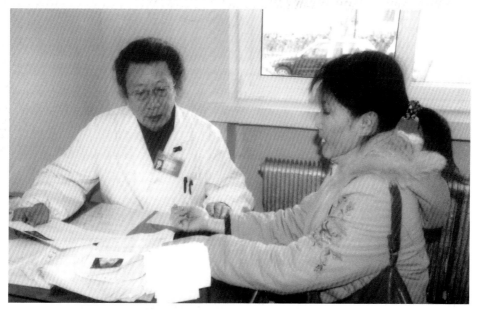

丁象宸主任医师于门诊为患者诊病

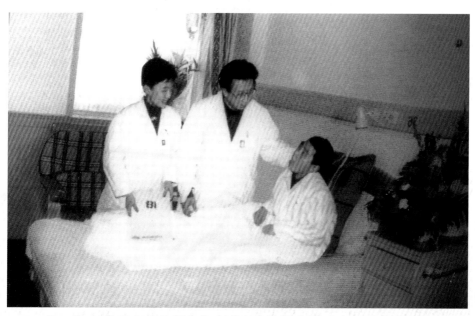

1995年4月,丁象宸主任医师查房,为"难治性肾病"患者贺玉林制定治疗方案

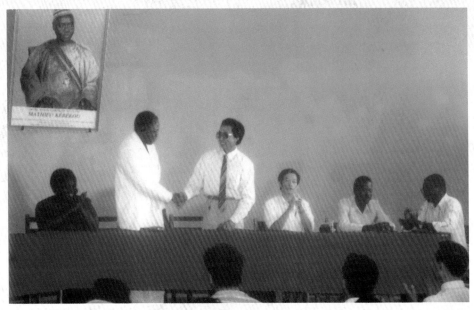

　　1989年10月,于贝宁·纳提旦古市,图为阿他柯拉省欢迎中国第七批援贝宁医疗队大会现场,省长与丁象宸队长握手

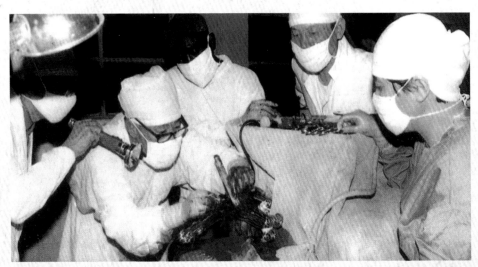

　　1990年4月3日,中国第七批援贝宁医疗队开展贝宁医学史上首例颅脑外科手术。图为术者商庭钧(左二),麻醉师张哲元(右二),代理护士眼科医师白蕊(右一),执手电筒者队长丁象宸(因手术进行中,暂时停电)

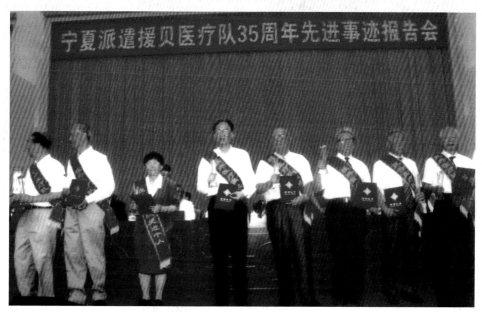

　　2013年8月19日，中国派遣援贝宁医疗队35周年先进事迹表彰大会在银川召开。图为表彰大会现场。右三为丁象宸队长

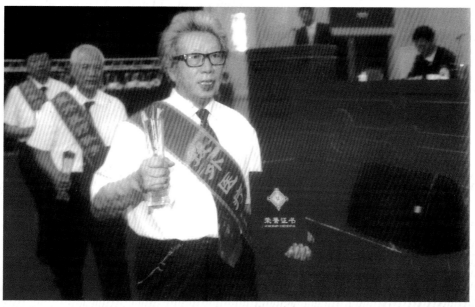

　　中国派遣援贝宁医疗队丁象宸队长荣获"全区援外医疗工作先进个人"称号，手执奖杯和荣誉证书归来

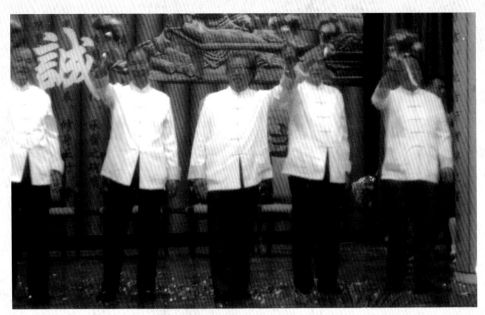

　　2012年8月8日,宁夏卫计委于银川召开"第五批全国老中医药专家学术经验继承工作会议"。图为会议现场,左三为丁象宸老师

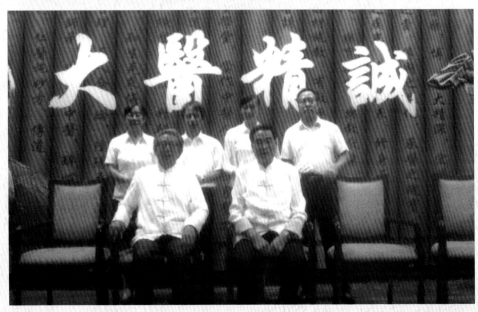

　　"拜师会"师生合影留念。丁象宸(前排左一)和徒弟候莉娟(后排左一)、马永剑(后排左二)与陈文新主任医师(前排右一)和徒弟合影

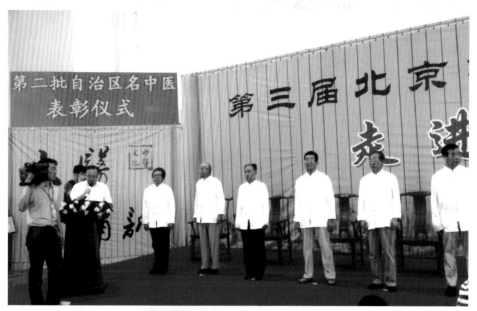

2015年8月28日,宁夏卫计委在石嘴山市举行第三届北京中医药专家宁夏行——走进石嘴山活动暨第二批自治区名中医表彰仪式。图为会议现场,左一为丁象宸医师

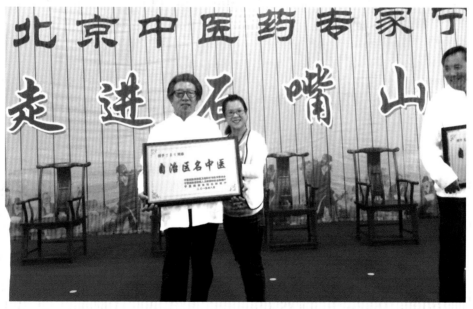

丁象宸和邵雅斐医师合影留念

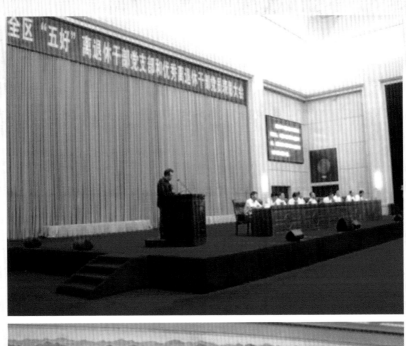

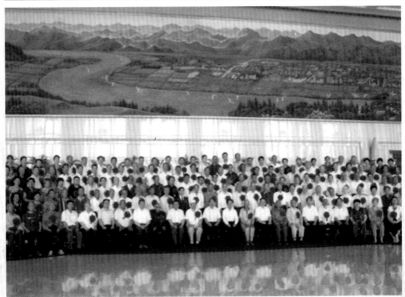

2016年6月27日,在银川举行全区"五好"离休干部党支部和优秀离退休干部党员表彰大会。丁象宸代表优秀离退休干部党员大会发言(上)和全体代表合影(下)

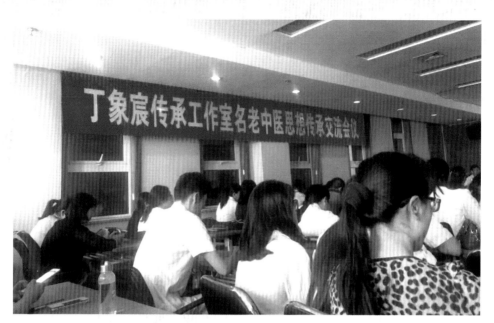

2016 年 5 月 10 日,宁夏人民医院举办"丁象宸传承工作室名老中医思想传承交流会议"现场

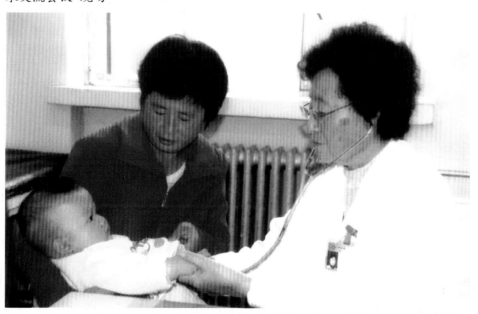

马惠珍主任于门诊为患儿诊病

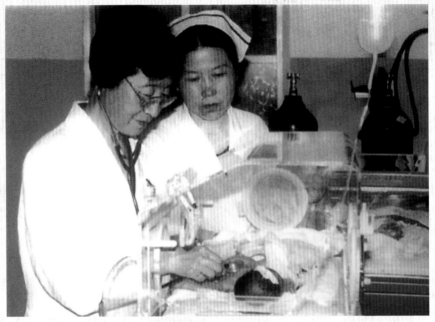

马惠珍主任查房，为早产儿检查

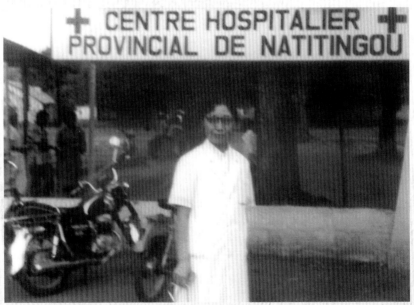

1985年10月—1987年10月马惠珍主任为中国第五批援贝宁医疗队儿科医师。于纳提旦古医院留影

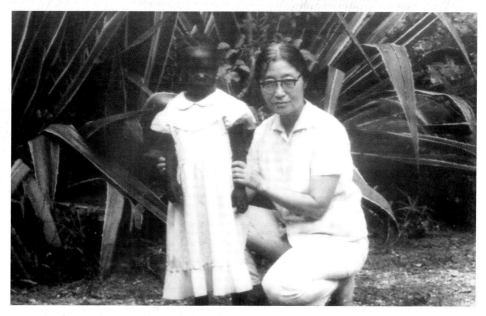

马惠珍主任与被她抢救成功的脑型疟疾患儿玛莉娜合影留念

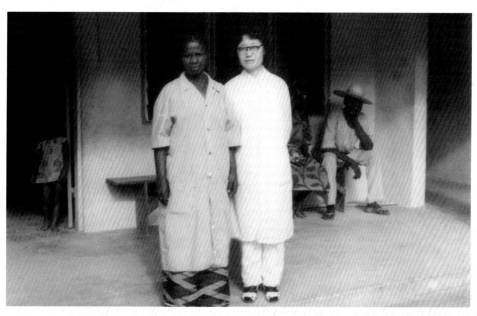

马惠珍主任与儿科护士维克多娅合影

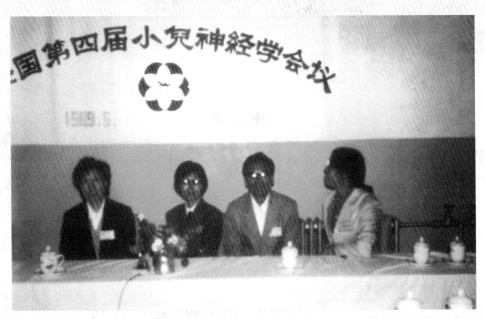

1989年5月,马惠珍主任(左二)参加全国第四届小儿神经会议合影留念

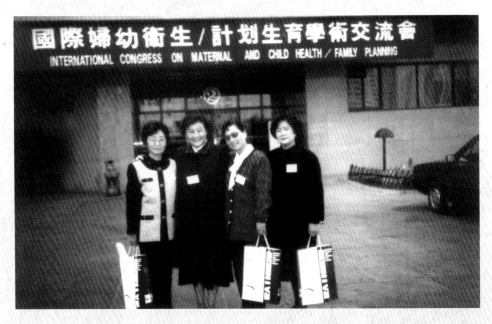

1994年10月,马惠珍主任(左一)参加北京·国际妇幼卫生/计划生育学术交流会议合影留念

# 丁象宸简介

丁象宸,1938 年 12 月生,黑龙江省依安县籍,中共党员。宁夏回族自治区人民医院中西医结合主任医师、教授,博士生导师。1963 年毕业于中国医科大学儿科学系,1963—1972 年原宁夏回族自治区人民医院(现宁夏医科大学附属总医院)儿科住院医师。1972 年至今宁夏回族自治区人民医院历任儿科主治医师、中医科主任、中西医结合主任医师、教授。2000 年退休,返聘至今。1973 年 2 月—1974 年 10 月宁夏新医学校西医学习中医班学员,毕业后从事中医临床工作。在职期间曾兼职中国中医学会中医康复委员会理事、中国中医学会中医儿科委员会理事、中国残疾人康复协会中医康复专业委员会理事、宁夏中西医结合学会常务理事、宁夏中医学会常务理事、银川中医学会副会长、中华医学会银川儿科学会委员、银川市残疾儿童鉴定委员会委员。1989 年 10 月—1991 年 10 月中国第七批援贝宁医疗队任队长兼儿科医师,2013 年荣获援贝宁医疗队 35 周年"全区援外医疗工作先进个人"称号。2012 年 8 月—2015 年 8 月遴选为第五批全国老中医药专家学术经验继承工作指导教师,培养继承人 2 名,如期毕业,其中 1 名获硕士学位。2014 年 9 月被国家中医药管理局评定为"丁象宸全国名老中医专家传承工作室"指导老师。2015 年荣获宁夏"自治区名中医"称号。2016 年荣获"全区优秀离退休干部党员"称号,发表医学论文 40 余篇。撰写自传体文学专著《我的故事我的歌》一部,真实反映作者婚姻、家庭和事业点点滴滴的故事,深受读者好评。

# 马惠珍简介

马惠珍,1939 年生,哈尔滨籍,中共党员。宁夏回族自治区人民医院儿科主任,主任医师、教授。1963 年毕业于中国医科大学儿科学系,1963—1973 年宁夏医科大学,儿科教研室助教,儿科住院医师。1973 年至今,历任宁夏回族自治区人民医院儿科主任、主治医师、副主任医师、主任医师、教授。2005 年退休后,返聘于本院儿科工作至 2015 年。1985 年 10 月—1987 年 10 月,中国第五批援贝宁医疗队任儿科医师。宁夏著名儿科资深专家,区内享有一定声誉。在职期间曾兼职宁夏回族自治区母婴保健医学鉴定委员会副主任委员、银川市残疾儿童鉴定委员会委员、中华医学会银川儿科学会委员。1990 年 10 月—2000 年 10 月国家级《新生儿科杂志》第二届、第三届编辑委员会委员,2001 年 1 月 1 日受聘为《罕少疾病杂志》第一届编辑委员会委员,1997 年 8 月 7 日受聘为《宁夏医学杂志》第四届编辑委员会委员,1998 年 9 月 1 日受聘为《中国实用儿科杂志》通讯员。发表医学论文 50 余篇,获宁夏回族自治区卫生厅科技进步成果奖 4 项,获宁夏回族自治区科技进步成果奖 2 项,获国际高松鹤吉——李树春科研基金奖 1 项,1996 年荣获"全国妇幼卫生先进工作者"称号。2001 年荣获宁夏回族自治区人民医院建院 30 周年"十佳医生"称号。

# 序

    丁象宸、马惠珍系宁夏回族自治区人民医院中医学科、儿科学科带头人,从事临床、教学和科研工作。50余年来,为本院和全区培养了一批批青年医师和学科带头人,工作卓越,在区内享有一定声誉。

    祖国医学历史渊源、博大精深,而中西医结合医学是我国独特的新兴的医学模式,从20世纪50年代我国培养出第一代西医学习中医人才以来,在国家中医政策指导下,中西医结合队伍不断壮大和发展,如今已形成中国医学特有的西医、中医、中西医结合三支力量长期并存和发展的医学。

    丁象宸、马惠珍同志长期从事中西医结合临床研究工作,认真学习中医药理论,遵循中医药理论的思维和原则,在临床实践中,以辨证论治诊治常见病,以中西医结合和现代科学诊疗技术,针对疑难病症的临床研究取得了一定的经验。如对小儿难治性特发性血小板减少性紫癜、难治性肾病综合征等的治疗提供了一条新的思路;对疑难病例个案的诊断和治疗或误诊、误治提供了经验和教训。他们以无私的精神,把多年来积累的资料,认真地总结并出版《丁象宸、马惠珍医话个案与文选》一书。这是留给青年人宝贵的财富,难能可贵。

    该书的出版,并邀请我作序,我谨希望广大青年医务工作者,认真学习祖国医学理论,为祖国医学的传承、应用现代科学技术探索中医学的创新和发展做出贡献。

宁夏回族自治区卫计委党组成员

宁夏回族自治区人民医院院长

2017年8月

# 前　言

《丁象宸、马惠珍医话个案与文选》一书,搜集和总结了在50余年的医疗实践中,所经历的案例,总结为杏林医话75条,临床个案51例,医学文选15篇。全书客观的反映了笔者对常见病的辨证论治个人经验和体会, 对疑难案例的治疗经验或误诊、误治所取得的教训。

本书体现了运用祖国医学理论与临床实践相结合,走中西医结合之路,运用中医中药辨证论治对某些疑难病症的治疗开创了一条新的思路和所取得的经验。以中西医结合方法治疗对激素不敏感的"难治性肾病综合征"个案。国外资料以环磷酰胺冲击疗法个案报告,12个疗程(12个月)而愈,随访2年无复发。而我们用冲击疗法,结合中药施治,仅用3个疗程(3个月)而愈,随访20年无复发。

从1982—1993年,10年时间运用中西医结合方法对小儿特发性血小板减少性紫癜(ITP)的研究,总有效率为82.86%,检索国内相关资料,为国内领先水平。获宁夏回族自治区科技进步成果。在以后的医疗实践中,对激素不敏感,或对激素依赖的ITP患者,以中医中药辨证施治取得满意疗效。

在50余年的医疗实践中,深切体会到具备严谨的工作作风,扎实的医学基础理论和基本功底,对临床工作者尤为重要。该书涉及到误诊病例,薛××,患自身免疫性溶血性贫血和自身免疫性溶血性黄疸,误诊为胰头区占位性病变,分析误诊主要原因,是医者对进行性加剧贫血忽略;溶血性黄疸和梗阻性黄疸基础理论辨别不清,为影像学报告误导所致,从中警示我们工作中认真学习医学基础理论,在实践中多加细心,多加思考,就不会误诊和延误治疗。

医学文选,反映了作者对中医基础理论的探讨、对某些疑难杂症辨证施治经验交流和走中西医结合之路的探讨。

笔者出版该书的目的,一是将我们多年来所取得的微不足道的经验留给青年人,再者留给青年人一种精神,这种精神就是脚踏实地为祖国医学的发展,"不忘初心,再长征。"

该书的出版,感谢国家中医药管理局、宁夏回族自治区卫生和计划生育委员会各级领导、感谢宁夏回族自治区人民医院各级领导,感谢"丁象宸全国名老中医传承工作室"负责人姜玥博士、马永剑医师和工作室全体成员的大力支持,特此致谢。

感谢宁夏回族自治区人民医院田丰年院长为该书作序。

该书有不适之处,欢迎读者批评,指导。

丁象宸　马惠珍

2016 年 10 月

**上篇 杏林医话**

**内科医话 / 003**

## 中篇　临床个案

## 下篇　医学文选

上篇

# 杏林医话

## 内科医话

# 虚性感冒重用黄芪

感冒之病名,出自祖国医学北宋《仁斋直指方·诸风》,该书在"伤风方论"中论述。《和剂局方》参苏饮指出:"治感冒风邪发热,头痛、咳嗽声重,涕唾稠黏。"《素问·骨空论篇》:"风者百病之始也……风从外入,令人振寒汗出,头痛、身重、恶寒。"这些描述符合感冒特点。感冒亦称伤风。在一个时期内流行,也称"时行感冒。"感冒多以风邪致病。临床多见风寒感冒和风热感冒两大类。

虚性感冒,指患者素体气虚、血虚、阴虚、阳虚。经常患感冒,或缠绵不愈,或复感加剧。气虚感冒,最为常见。治疗时以扶正祛邪。笔者重用黄芪治疗气虚感冒。黄芪性味甘微温,具有固表、益气、升阳、止汗之功。

胡××,女,72 岁,患者以头痛、身痛 3 天为主诉于 2015 年 4 月就医,素体虚弱,易患"感冒",3 天前以着凉为诱因头痛,全身肌肉酸痛,干咳、少痰、自汗,无发热。舌质淡,舌体胖,舌边齿痕,舌苔薄白,脉浮紧。

中医诊断:气虚感冒。辨证外感风寒,气血亏虚。以疏风散寒,益气养血治则。玉屏风散《世医得效方》方加味。

方:黄芪、防风、白术、羌活、川芎、白芷、桂枝、白芍、当归、细辛、熟地黄、甘草。方中黄芪,白术、防风益气固表,祛风止汗;羌活、川芎、白芷、桂枝、细辛疏风散寒、通经止痛;白芍、当归、熟地黄养血育阴;甘草护胃和中。本方重用黄芪。

服药 4 剂,二诊自诉好转,调理上方继服 4 剂而愈。

# 慢性阻塞性肺疾病施治琐谈

慢性阻塞性肺疾病（COPD），简称"慢阻肺"，是持续气流受限为特征的疾病，气流受限不完全可逆，呈进行性发展。急性加重和并发症，影响疾病严重程度。

"慢阻肺"符合中医"肺胀"病名，肺胀以咳嗽、气喘、气道滞塞，胸中胀满，痰涎壅盛，上气咳喘，动则尤甚，浮肿发绀，缠绵不愈。《灵枢·经脉篇》："肺手太阴之脉……是动则病肺胀满嘭嘭而喘咳。"《灵枢·胀论》："肺胀为虚实相兼复杂证候。"病因病机，其本脾肾阳虚，水停痰凝而致病。水津停滞，积而为饮，饮聚成痰，痰气上逆而咳喘。其二，肺肾俱虚，肾为气根，肺主气，司呼吸。肺不出气，而气滞，肾不纳气而气逆，气虚气滞而致病。其三，痰瘀互结，气血亏损，气血淤滞，盖气不煦，则血不濡，气血瘀滞。综上所述，水停痰凝、气虚气滞、痰瘀互结为病理因素，由正气虚损产生，或肺肾气虚，肺肾阴虚，肺肾阳虚，脾肾阳虚。正虚邪实互为因果，使病情缠绵。治则：急者治其标，缓者治其本。以益气、养阴、助阳扶其正；宣散、清热、涤痰、活血祛瘀而祛邪。以降逆、止咳、纳气而平喘。急性发作期，首辨寒热证候。常见风寒束肺和痰热壅盛。

风寒束肺：恶寒发热，无汗，咳逆，喘满不得卧，痰多色白，口干不欲饮，舌质淡红，舌苔薄白，脉浮紧。以散寒逐饮之法，小青龙汤《伤寒论》方加减。

方：麻黄、桂枝、白芍、细辛、干姜、五味子、半夏、甘草。方中麻黄、桂枝疏风散寒，宣肺平喘；干姜、细辛、半夏散寒降逆；五味子敛肺固肾；白芍、桂枝调和营卫，内热加石膏。

痰热壅肺：外感风热；或寒邪化热，以发热，不恶寒、咳喘、痰黄而稠、舌质红舌苔黄、脉数。以清热化痰、下气止咳。清气化痰丸《医方考》方加减。

方：瓜蒌、黄芩、茯苓、枳实、杏仁、陈皮、半夏、胆南星。方中黄芩、瓜蒌清热化痰；陈皮、枳实行气散结；茯苓淡利；杏仁下气；半夏、胆南星燥湿化痰。

缓解期可调理肺、脾、肾之功能。笔者随症加减用药。寒者散之以麻黄、桂枝、厚朴、细辛、干姜。热者清之以金银花、连翘、大青叶、蒲公英、山豆根、鱼腥草、石膏。涤痰下气以瓜蒌、川贝母、桔梗、桑白皮、陈皮、半夏、白附子、胆南星、白芥子。利气平喘以厚朴、苏子、地龙、乌梅、五味子、杏仁。活血祛瘀以桃仁、红花、丹参、赤芍。扶植正气以人参、黄芪、白术、茯苓、女贞子、山茱萸、附子、肉桂等，以上为笔者习惯用药，仅供参考。

# 咳嗽变异性哮喘施治

咳嗽变异性哮喘(CVP),是指一种特殊类型的哮喘。咳嗽是唯一主要症状,无喘息、气促。阵发性剧烈干咳,或少痰。夜间尤甚,病程迁延 4~8 周。遇冷空气、灰尘、油烟诱发或加重咳嗽。可伴有鼻塞,流清涕,打喷嚏;或过敏疾病史,或过敏疾病家族史,发病常与季节相关。

笔者认为患者素体虚弱,外感淫邪,伤阴伤气。肺气虚、肺阴虚,肺失宣降,肺气上逆而咳嗽,无痰或少痰。淫邪多为风寒、风热、风燥。施治除祛邪扶正外,虽然无喘息之候,同样应用降逆下气之品。习用地龙、乌梅、五味子、厚朴。重用乌梅、性味酸平,敛肺生津。地龙性味咸寒,具有止咳平喘之功效。五味子性味酸温,敛肺固肾、生津敛汗,厚朴下气平喘。

**例**:于××,女,58 岁,退休老师。以咳嗽 2 个月余为主诉于 2016 年 7 月 26 日就诊。患者 2 个月来以"感冒"为诱因阵发性剧咳、干咳,伴尿失禁。无气喘、无鼻塞流涕,无过敏性疾病史。X 光胸片双肺间质纤维化。余诊视患者,神清、呼吸平稳,咽部充血,听诊双肺清晰、心音正常。舌质红、苔薄白,脉弦数。

西医诊断:咳嗽变异性哮喘。

中医诊断:咳嗽。辨证外感风热,肺燥咳嗽。以疏散风热,润燥止咳为治则。

方:金银花、连翘、大青叶、黄芩、生地黄、杏仁、桃仁、知母、地骨皮、地龙、五味子、桔梗、乌梅、厚朴、甘草。方中金银花、连翘、大青叶疏散风热;杏仁、知母、地骨皮、桔梗、甘草润肺止咳;厚朴、乌梅、地龙、五味子润肺下气;黄芩、生地黄、桃仁清热祛瘀。本方服药 7 剂,回访已愈。

# 从肝经入手调理某些脏腑气机不畅体会

　　某些脏腑功能失调，气机不畅与肝主疏泄相关，调理肝与其脏腑相关气机，有助于疾病痊愈。多年前，笔者接纳1例"冠心病并频发性室性早搏、间发性室性早搏二联律，"女性，49岁患者，以疏肝解郁，平肝潜阳之法施治而愈。肝性属木，喜条达，主疏泄，"谋虑出焉。"肝疏泄失司，相关脏腑气机不畅。笔者从肝经入手治疗某些常见病，诸如头痛、胁痛、胸痛、脘腹痛、痛经、月经不调、睾丸肿痛、心律失常、失眠不寐、头目眩晕、耳鸣等。肝病多实证，而虚者亦为阳亢之候。

　　基础方：柴胡、郁金、刘寄奴、川芎、白芍、当归、泽兰、磁石、龙骨、牡蛎、甘草。方中柴胡、郁金、川芎、刘寄奴、泽兰疏肝理气，活血止痛；白芍、当归养血柔肝；磁石、龙骨、牡蛎平肝潜阳；甘草和中。笔者习用行气止痛青皮、香附、木香、延胡索、橘核、荔枝核；呕逆加旋覆花、代赭石，吞酸加黄连、吴茱萸；腹胀加枳壳、枳实；胸闷加葛根、瓜蒌；安神加酸枣仁、柏子仁；温经加桂枝、小茴香、干姜；肝火加龙胆草、黄芩；湿热加茵陈、金钱草，仅供参考。

# 疏肝和胃施治胃脘痛

胃脘痛,常见于急、慢性胃炎,溃疡病等。中医认为病位在胃,与肝至为密切。肝属木,喜条达,疏泄气机;胃主收纳,腐熟水谷,以和为顺。胃的机能活动与肝相关。当肝气郁结,疏泄失职,肝气横逆,胃失和降,胃气上逆。

临床见证:胃脘胀痛,胸胁满闷,嗳气太息,嘈杂作酸、口干口苦、心中懊恼、恶心干呕或恶心呕吐。以疏肝理气,和胃止痛。柴胡疏肝饮《景岳全书》方加减。

方:柴胡、陈皮、白芍、积壳、川芎、香附、炙甘草。方中柴胡、香附、积壳、陈皮、川芎疏肝解郁,理气止痛;白芍、炙甘草缓急止痛。疼痛甚者加延胡索、川楝子;嗳气加旋覆花、代赭石以平肝降逆;郁而化火酌加丹皮、栀子、左金丸(黄连、吴茱萸),黄连清泻胃火,传吴茱萸辛散解郁、俾郁散泄,则痛自愈。

**例**:李××,男,59 岁,以胃脘胀痛 2d 为主诉于 2016 年 6 月就医。既往有慢性胃炎病史,2d 前因着凉为诱因,胃脘胀满,隐隐作痛,伴有口苦口干,嘈杂泛酸,不欲饮食,溲赤便结,舌质红,苔薄略黄,脉弦。

西医诊断:慢性胃炎。

中医诊断:胃脘痛。辨证肝气郁结,肝胃不和。以疏肝理气,和胃止痛之法。以上方化裁,服药 4 剂而愈。

# 疏肝理气施治气臌

　　气臌,即腹胀。气臌与肝至为密切,肝主疏泄,疏泄情志,疏泄气机。肝气郁结,疏泄失司,胃肠气滞,气臌即发。1985 年 4 月 27 日,本院收治 1 例,王××,女,48 岁。以腹部胀气 1 周为主诉住院。自诉 1 周来因情志不舒而腹胀腹满,腹胀如鼓,无腹痛,无矢气,二便通调。自感呼吸窘迫,坐卧不安。余诊视患者,形体肥胖,呼吸平稳。腹部检查:腹部膨隆,无肠形和蠕动波,全腹软,无压痛,肝脾末触及,叩之鼓音,无腹水征,听诊肠鸣音减弱,无气过水声,舌质淡红,苔薄白,脉弦细。

　　西医诊断:胃肠神经官能症。

　　中医诊断:气臌。辨证肝气郁结,胃肠气滞。以疏肝解郁,行气导滞之法。

　　方:柴胡、郁金、木香、陈皮、青皮、三棱、莪术、党参、白术、当归、白芍、焦山楂、炒麦芽、神曲、甘草。方中柴胡、郁金疏肝解郁;木香、青皮、陈皮、三棱、莪术行气解郁;当归、白芍养血柔肝;党参、白术、甘草益气和中,以防过用行气之品而伤气;焦山楂、炒麦芽、神曲消食导滞。上方服药 4 剂后,矢气多,腹胀缓解。调整上方继续服 4 剂而愈。

　　该病例由于情不舒,肝气郁结,肝失疏泄,致脾胃升降失和,大肠气滞而腹满腹胀如鼓,从肝施治甚效。

# 行气破血祛瘀施治肝脾肿大

宋××,男,24岁,地矿局工人,患者以右胁隐痛半年为主诉于1976年4月就医,患者于2年前患"急性病毒性肝炎",近半年来,右胁隐痛,劳累时尤甚,自觉乏力,食欲尚可,无恶心呕吐,二便通调,余诊视患者,神清,面色萎黄,皮肤巩膜无黄染,腹部检查,腹平软,全腹无压痛,肝于肋下3cm,质软,略有触痛,剑下未触及。脾于肋下5cm,中等硬度,无触痛。肝区轻微叩击痛,无腹水证。舌质红,少苔,脉弦。肝功能及转氨酶正常。

西医诊断:慢性肝炎、早期肝硬化。

中医诊断:积聚。辨证肝气郁结,气滞血瘀,久瘀成积。以疏肝理气、破血祛瘀,软坚散结之法为治则。

方:柴胡、川芎、赤芍、桃仁、红花、枳壳、三棱、莪术、土鳖虫、龟板、鳖甲、党参、白术、茯苓、甘草。方中柴胡、枳壳疏肝理气;川芎、赤芍、桃仁、红花行气活血;三棱、莪术、土鳖虫破血消积;龟板、鳖甲软坚散结;党参、白术、茯苓、甘草益气和中。以上方化裁,治疗2个月余,临床症状改善,肝脾无触及,复查肝功正常。

单纯肝脾肿大,而无腹水者,可归结为积聚范畴。积聚以腹内结块为主证。多因正气亏损,肝脾失和,气滞血瘀,瘀结成积。笔者以疏肝理气,破血祛瘀,软坚散结治疗本例,效果显著。由于当年医疗条件限制,没有B超、没有血清学相关病毒免疫学检测。值得一提的是,30年后该患者来本院宁夏回族自治区人民医院做体检时,笔者看到体检报告单。B超示:肝脏形态规则,大小正常,轮廓清晰,表面光滑,左、右叶实质区回声分布不均匀。脾脏大小形态正常,实质区回声分布均匀。

# 潮热施治宜补肝肾琐谈

中老年女性患者,常以潮热就医,呈不定时自觉发热而体温正常,伴有汗出,几分钟或数十分钟后自然缓解,平素或手足心热,或心烦易怒,或头晕耳鸣。常见于植物神经功能紊乱,或更年期综合征。

潮热,属虚热范畴,与肝肾脏腑功能失调相关,肝肾同源,肝阴与肾阴相互滋生,同盛同衰,肾阴不足导致肝阴亏虚,肝阴不足可使肾阴亏损。呈现阴液亏虚,阳亢火动之证候。临床见证,全身乏力,腰膝酸软,五心烦热,口燥咽干,或潮热汗出、或盗汗、或心烦易怒、或头晕耳鸣等证候。多因七情所伤,精血暗耗,损及肝肾,呈现肝阴血虚,或肝肾阴虚证候。治则以滋补肝肾,滋阴凉血,平肝潜阳。

笔者习惯用方:玄参、生地黄、熟地黄、丹皮、当归、白芍、旱莲草、银柴胡、女贞子、山茱萸、枸杞子、煅龙骨、煅牡蛎、甘草,方中玄参、生地黄、丹皮滋阴凉血,熟地黄、当归、白芍养生血柔肝;银柴胡、旱莲草凉血退蒸;女贞子、山茱萸、枸杞子滋补肝肾;煅龙骨、煅牡蛎潜阳止汗;甘草和中。

**例**:刘××,女,49岁,以潮热汗出半年为主诉于2016年4月就医,近半年来无明诱因而阵发性潮热,汗出,持续20~30min自然缓解,不定时发作,每日1~2次。自觉乏力,手足心热,心烦易怒,头晕耳鸣,二便通调,绝经1年,无高血压病及冠心病史。舌质红少苔脉细弱。

西医诊断:更年期综合征。

中医诊断:潮热。辨证肝肾阴虚。以滋补肝肾,凉血清热之法,以上方化裁治疗半个月而愈。

# 苦参施治痰火内扰所致不寐

不寐，外感内伤均可致病。多为心、肝、胆、脾、肾等脏腑功能失调而不寐。笔者重用苦参治疗重症失眠案例，疗效满意。

苦参，性味苦寒，具有清热燥湿之功效。多用于肝胆脾胃湿热内盛，或厥阴相火妄动。《别录》："养肝胆气，安五脏，定志益精"。《纲目》："苦参，黄柏之苦寒，皆能补肾，盖取其苦燥湿，寒除热也。"《本草经百种录》："苦参，专治心经之火。"

主证不寐，伴口苦咽干，心烦易怒，头目眩晕，胸胁满闷，恶心欲吐，纳呆少食，嗳气痞满，舌红苔黄腻，脉滑数。此证为痰火内扰。以清热化痰，养心安神之法。清火涤痰汤《医醇賸义》方化裁。

方：胆南星、柏子仁、茯神、僵蚕、菊花、远志、酸枣仁、五味子、当归、白芍、龙骨、牡蛎、苦参、党参、甘草。

方中：胆南星、远志配苦参清化痰热；柏子仁、酸枣仁、茯神、五味子、白芍、当归养血安神；僵蚕、菊花、龙骨、牡蛎平肝定惊；党参、甘草益胃和中，以防苦寒伤气。

例：黄××，男，45岁，以失眠1年之久为主诉于2015年5月就医。病前以精神刺激为诱因，一年来入睡困难，或多梦易醒，或彻夜不眠，伴头晕耳鸣，口苦咽干，不欲饮食，心烦易怒，胸胁胀满，时有口舌溃烂，大便秘结，舌质红，舌苔黄腻，脉弦滑。

西医诊断：神经官能症。

中医诊断：不寐。辨证肝胆火盛、痰热内扰、心神不宁。以清化热痰，安神定志。上方化裁，服药 7 剂，睡眠改善，继服 7 剂，自诉每夜能入睡 6~7h。半年后病情复发而就诊，依上法施治仍然收效。

苦参，大苦大寒，清热降浊，荡涤湿热，唯肾气充实而湿热盛者宜之；而元阳不充，老年患者，或胃气亏损者不宜之。

# 麻黄附子细辛汤加味治疗多寐

朱××,女性,36 岁,本院职工,以近 3 个月来欲眠多寐为主诉于 2014 年 4 月就医。既往有甲状腺功能减退病史 5 年,服"优甲乐"维持量,血清甲状腺素检测正常水平。近 3 个月来欲眠多寐,身重倦怠,畏寒肢冷,纳呆少食,便溏,每日 1~2 次,小便清长。余诊视患者,神清,精神尚好,呼吸平稳,面色萎黄,全身无浮肿,舌体胖大,边有齿痕,舌质淡红,舌苔薄白,脉微细。

西医诊断:甲状腺功能减退症。

中医诊断:虚证。多寐。辨证脾肾阳虚,寒邪阻遏。以健脾益肾,温阳逐寒为治则。麻黄附子细辛汤加味主之。

方:人参、白术、茯苓、麻黄、附子、细辛、补骨脂,肉豆蔻、桂枝、当归、白芍、甘草。方中人参、白术、茯苓、甘草益气健脾;麻黄、细辛、桂枝温经散寒;附子、肉豆蔻、补骨脂温补肾阳;当归、白芍滋养阴血。以上方相继治疗半月余,病情逐渐改善,精力充沛,大便通调。

麻黄附子细辛汤《伤寒论》方,用于少阴兼太阳表证,病势较缓微汗主之。仲景《伤寒论·辨少阴病脉证并治》:"少阴之为病,脉微细但欲寐也,""麻黄附子细辛汤主之。"

多寐,其病因与痰浊、血瘀,或脾气不足、阳气亏损相关。乃阳气亏虚、寒邪偏盛,阳气痹阻而多寐。麻黄附子细辛汤具有温阳散寒功效。笔者用以治疗多寐甚效。

# 苓桂术甘汤加味施治痰浊眩晕

眩晕,是目眩和头晕总称,与风、火、痰、血瘀,或阴虚阳亢、气血亏虚等因素相关。诸如"诸风掉眩皆属于肝。""无痰不成眩,""无虚不作眩。"《金匮》:"病痰饮者,当以温药和之。""心下有痰饮者,胸胁支满,目眩,苓桂术甘汤主之。"本文阐述痰浊眩晕,以苓桂术甘汤加味施治,以健脾渗湿,温化痰饮,潜肝定眩。

方:党参、白术、茯苓、泽泻、桂枝、陈皮、半夏、川芎、赤芍、天麻、钩藤、代赭石,甘草。本方适宜"耳源性眩晕"。方中党参、白术、茯苓、泽泻、桂枝健脾利湿;陈皮、半夏燥湿除痰;川芎、赤芍行气活血;天麻,钩藤、代赭石平肝镇逆定眩。

吴××,女,35岁,以头晕目眩1d为主诉于2016年4月就医,患者于1年前因眩晕发作,曾于某医院住院治疗,诊断为"耳源性眩晕"痊愈出院。今日突然眩晕发作,恶心未吐,自感周围物体摇动,双眼紧闭,静卧1h后而缓解。余诊视患者,神清,问答切题,舌质淡红,舌苔薄白,脉弦细。

西医诊断:耳源性眩晕。

中医诊断:眩晕。辨证脾虚不运,痰浊中阻而眩晕。以健脾淡利,温化痰饮而定眩主之。以上方化裁,相继二诊而愈。

苓桂术甘汤《伤寒论》方。为温化痰饮基础方剂,笔者认为"耳源性眩晕"为痰饮致病,"有微饮当从小便去之。"

# 镇肝熄风汤治疗肝阳眩晕

肝阳眩晕,由于肝阳上亢,肝阴血虚,肝气郁结所致阴阳失衡,而眩晕。肝为风木之脏,体阴而用阳其性刚劲,盛阳体质,阴阳失衡,阴亏于下,阳亢于上,而眩晕;或情志抑郁,肝气郁结,肝失条达,肝郁化火,肝阴耗损,肝阳上亢,上扰头目,眩晕为病;或肾阴亏虚,水不涵木,阴不维阳,肝阳上扰,眩晕发作。

眩晕主证,可伴有头痛耳鸣,心烦易怒,失眠多梦,口苦咽干,溲赤便结,胸胁胀满,太息则舒,或腰膝酸软,健忘遗精,手足心热,颧红盗汗等。以滋阴清热,养血柔肝,平肝潜阳为治则。镇肝熄风汤《医学衷中参西录》方加减。

方:茵陈、白芍、玄参、天门冬、川楝子、牛膝、生赭石、生龙骨、生牡蛎、生龟板、生麦芽、甘草。方中以玄参、天门冬、白芍滋阴养血;茵陈、川楝子、生麦芽疏肝清热;生赭石、生龙骨、生牡蛎、生龟板平肝潜阳;牛膝引血下行;甘草和中。重用牛膝。心中烦热加石膏,口苦加龙胆草,头痛加夏枯草,腰膝酸软加山茱萸。

胡××,男,62岁,患者以头目眩晕1周为主诉于2010年6月就医,有高血压病史2年,服降压药血压维持正常范围。近1周来,阵发性头目眩晕,持续20~30min而自然缓解,每天发作1~2次。伴恶心,耳鸣。食欲尚好,二便通调。舌质暗红,少苔,脉弦。

西医诊断:脑供血不足。

中医诊断:眩晕。辨证肝肾阴虚,肝阳上亢。以上法施治,服药7剂而愈。

# 慢性腹泻施治重在补益脾肾体会

慢性腹泻,是指病程迁延 8 周以上。腹泻中医称泄泻,大便稀溏为泄,大便如水为泻。以病程分为暴泻和久泻。久泻符合"慢性腹泻"。久泻多因脾气虚弱,脾失健运,肾阳虚损,命火不能温煦脾土,阴气盛极而泄泻。

腹泻为主证,大便时溏时泻,时好时犯,迁延反复,病程长久。可伴纳差少食,脘腹胀满,腹鸣作痛;或身倦乏力,形寒肢冷,腰膝酸软等症状。笔者认为脾气虚泻和肾阳虚泻,可不必细分,统归为脾肾阳虚,以健脾益气,温肾止泻主之。习用四君子汤《和剂局方》合四神丸《内科摘要》方加减。

方:人参(或党参)、白术、茯苓、炙甘草、补骨脂、肉豆蔻、吴茱萸、五味子、干姜、黄芪。方中人参、白术、茯苓、黄芪、炙甘草甘温益气;补骨脂温补肾阳;吴茱萸、干姜温中散寒;肉豆蔻、五味子固肠止泻。随症加减,气滞选加砂仁、陈皮、木香;血虚加当归、白芍、阿胶;湿热加黄连、黄芩;积滞加鸡内金,炒麦芽,焦山楂;本方重用党参、黄芪。以增强益气健脾,升清止泻之功。

陈××,男,56 岁,以腹泻 6 个月余为主诉于 2016 年 7 月就医。有慢性结肠炎病史 2 年,近 6 个月来腹泻,大便稀溏,每日 2~4 次,无腹痛腹胀,无乏力倦怠,照常上班。余诊视患者,神清,形体偏瘦,舌质淡红,舌苔薄白,脉弦。

西医诊断:慢性结肠炎。

中医诊断:久泻。辨证脾气亏虚,肾阳虚衰。以益气固肾之法施治。上方化裁相继治疗 2 周泻止。

# 重用茵陈治疗中焦湿热

茵陈,性味苦平微寒,具有利湿退黄之功效。治疗黄疸之主药。笔者重用茵陈治疗中焦湿热证候。《本草正义》:"茵陈味淡、利水乃治脾胃二家湿热之专药。"《本草蒙筌》:"行气、止痛、宽胸、化痰。"《本草再新》:"泻火、平肝、化痰、止咳、发汗。"现代学者认为茵陈具有疏肝、清肝及治湿温、暑温之功效。

中焦湿热,指脾胃之病,伴有中焦湿热症状。胃脘胀满,隐隐作痛,嗳气吞酸,胃脘嘈杂,口苦咽干,口有异味,不欲饮食,溲黄便结,舌质红,舌苔黄腻,脉弦滑。治则以清化中焦,降逆和胃。笔者重用茵陈以疏肝,清肝施治中焦湿热,可试之。

赵××,男,52岁,以胃脘隐痛胀满4d为主诉,于2016年5月就医。患者既往有"慢性胃炎"病史。4d前因饮食不节胃脘隐痛、胀满、伴纳差,吞酸嗳气、口干口苦、口有异味,二便通调,舌质红,苔黄腻,脉弦。

西医诊断:慢性胃炎。

中医诊断:胃脘痛。辨证肝胃不和,中焦湿热。以疏肝和胃,清化中焦。

方:柴胡、茵陈、党参、白术、枳壳、枳实、黄连、黄芩、吴茱萸、焦山楂、炒麦芽、神曲、甘草。以柴胡、茵陈疏肝清热;党参、白术、甘草养胃和中;枳壳、枳实行气消积;黄连、黄芩、佐吴茱萸制约苦寒之品伤及胃气。以达辛开苦降和中之功效;焦山楂、炒麦芽、神曲消食导滞。服药4剂,二诊时,胃脘隐痛缓解,仍有胃胀,调整上方继续服4剂而愈。

# 增液汤施治便秘琐谈

便秘,也称习惯性便秘。各年龄组均可发病。中医认为与大肠传导功能失常相关。其病因为胃肠积热,灼伤津液,气血津亏所致;或气虚传导无力;或阴血亏虚,肠道干涩;或阴寒内结,糟粕不行。以上诸因素均可导致便秘。便秘与肝、脾、肾脏腑功能失调相关。肺热肺燥、移于大肠;脾虚不运,糟粕内停;或肾精耗损;或命门火衰均可导致大肠传导失司而便秘。笔者认为津液亏虚和大肠气滞是便秘的重要因素。施治重在滋阴、行气。习用增液汤《温病条辨》方加减。方为玄参、生地黄、麦冬组成。

本方为阳明温病,津液不足,大便秘结而设,具有坫液润便之功效。在此方基础上加减用药。

行气导滞:厚朴、枳实、枳壳、青皮、陈皮、木香、香附、三棱、莪术等。

脾肺气虚:人参、黄芪。

养血润肠:当归、白芍。

益肾润便:肉苁蓉。

润肠缓下:火麻仁、郁李仁、桃仁、杏仁、栝楼仁。

生津清热:玉竹、知母、石斛、花粉。

肺胃郁热:黄芩、黄连等。

消食导滞:焦山楂、炒麦芽、神曲、鸡内金等。

**例**:高××,男,64 岁,患者以大便秘结月余为主诉于 2015 年 8 月就医。素有便秘病史,近 1 个月来病情加重,4~5d 排便 1 次,大便干结,伴腹胀腹满,矢气、嗳气、不欲饮食、口有异味、尿少而黄。无高血压病、糖尿病及冠心病史。余诊视患者，神清，面色红润，舌质红、舌苔黄、脉弦。

西医诊断：习惯性便秘。

中医诊断：便秘。辨证胃肠积热，大肠气滞。以滋阴清热、行气导滞为治则。

方：玄参、生地黄、麦冬、黄连、人参、黄芪、当归、肉苁蓉、木香、香附、陈皮、青皮、郁李仁、火麻仁、甘草。方中人参、黄芪、当归、肉苁蓉益气养血固肾润肠；玄参、生地黄、麦冬、黄连清热生津、增液润肠；木香、香附、青皮、陈皮行气导滞；郁李仁、火麻仁润肠缓下；甘草和中。首服上方4剂，二诊时自诉3d来解成形软便、腹胀消、食欲佳，上方调整继续服4剂。

# 镇肝熄风之法施治带状疱疹后神经痛

带状疱疹中医称"缠腰火丹"，俗称"蜘蛛疮"，目前认为带状疱疹和水痘系同种病毒所引起的不同临床症状。该病毒具有亲神经性特点。感染后可长期潜伏于脊髓神经后根神经节的神经元内，当宿主免疫功能减退时而发病。

神经痛为本病特点之一，可在发病前或伴随皮疹出现。老年患者皮肤损害消退后，可遗留顽固性神经痛，常持续数月或更久。笔者以疏肝解郁，养血活血，镇肝熄风之法，治疗神经痛，疗效满意。

基础方：柴胡、郁金、刘寄奴、川芎、羌活、防风、白芍、当归、天麻、钩藤、白附子、胆南星、僵蚕、地龙、龙骨、牡蛎、甘草。本方具有疏肝解郁、养血活血、祛风涤痰、镇肝熄风之功效。方中柴胡、郁金疏肝解郁；川芎、白芍、当归、刘寄奴养血活血；羌活、防风、白附子、胆南星祛风涤痰；天麻、钩藤、僵蚕、地龙、龙骨、牡蛎镇肝熄风；甘草调和诸药。

仇××，男，67岁，患者以左胁疼痛2个月为主诉于2016年7月24日就医。于2个月前左侧胁肋部患"带状疱疹"。愈后遗有顽固性持续性疼痛，阵发性加剧，难以忍受。余诊视患者，左胁部4~6肋间，可见手掌面积大小褐色色素沉着，舌质淡红，舌苔薄白，脉弦。先后服药20余剂，疼痛逐渐缓解，疼痛程度可以忍受，发作间期延长，最后诊时，自诉微痒。该病为外感湿热毒邪，化火生风生痰，风痰互结，疼痛发作，快如闪电，痛有定处为血瘀之候，以上方化裁施治有效。

# 疏肝解郁施治心绞痛

冠状动脉粥样硬化性心脏病,简称冠心病。是由于冠状动脉粥样硬化,使管腔狭窄或阻塞导致心肌缺血、缺氧而引起的心脏病。

心绞痛是心肌急剧的、暂时性的缺血与缺氧引起的临床症状。特点是胸骨后阵发性、压榨样或绞榨样疼痛。近年来提出稳定性心绞痛,亦称普通型心绞痛,属于"慢性心肌缺血综合征"。祖国医学《内经》称之"厥心痛""真心痛",《金匮要略》称之"胸痹"。认为病位在心,与心、肝、脾、肺、肾盛衰相关。当心气、心阳、心阴、心血亏损时可致气滞、血瘀、痰浊、寒凝病变。本文仅阐述肝气郁结所致心绞痛证候案例,辨证施治体会。

王××,女,62岁,患者以间发性心前区闷痛加重一年为主诉于2014年8月就医。既往有冠心病史4年。近1年来多因情志不舒,或劳累诱发心前区闷痛,持续1~2min,含服"硝酸甘油片"可缓解。每周发作1~2次。伴有心烦、易怒、太息、头晕耳鸣等症状。心电图:R波导联ST段压低,T波平坦。舌质暗红、少苔、脉细弱。

西医诊断:慢性心肌缺血综合征,稳定性心绞痛。

中医诊断:胸痹。辨证心血瘀阻,肝气郁结,肝阳偏亢。以疏肝解郁,活血祛瘀为治则。

方:柴胡、郁金、刘寄奴、川芎、白芍、当归、瓜蒌、葛根、泽兰、磁石、炙甘草。方中柴胡、郁金、川芎疏肝解郁;瓜蒌、葛根宽胸升阳;当归、白芍养血柔肝;泽兰、刘寄奴活血祛瘀;磁石平肝、甘草和中。上方化裁服12剂,随访半年无复发,心电图无改变,同治疗前。

# 肝气郁结所致不寐宜疏肝养血施治

不寐，即失眠。当心、肝、胆、脾、肾等脏腑功能失调、气机不畅均可致心神不宁而失眠。本文仅指肝气郁结所致失眠。病因病机为肝气郁结，郁而化火，耗伤阴血，心血亏虚，魂不守舍，临床见失眠、多梦、胆怯、易惊，伴胸胁满闷，心烦易怒，太息则舒；头晕耳鸣或头目眩晕等。为肝气郁结，肝阴血虚，肝阳偏亢之候。以疏肝养血潜阳为治则。

方：柴胡、郁金、茯神、酸枣仁、柏子仁、白芍、当归、生地黄、知母，珍珠母、龙骨、甘草。方中柴胡、郁金疏肝解郁；茯神、酸枣仁、柏子仁、白芍、当归、知母、生地清热养血安神；珍珠母、龙骨平肝定志；甘草和中。

杨××，女，36 岁，以失眠 2 个月为主诉于 2015 年 7 月就医。因志情不舒，2 个月来入睡困难，伴胸胁胀满、乳房胀痛、心烦易怒，每晚睡眠 3~4h，伴全身乏力，头晕耳鸣，纳差少食，二便调。舌质红，少苔，脉滑。

西医诊断：神经官能症。

中医诊断：不寐。辨证肝气郁结，心阴血虚、心神不宁。以上法调治，治疗 2 周，睡眠改善，大约每晚入睡 6h，第二天精力充沛，食欲改善。

# 汗证与肝相关刍议

汗证，指人体阴阳失衡，营卫不和，腠理开阖不利而津液外泄的病症。卫气虚损而自汗，阴虚火旺而盗汗，里热炽盛而汗大泄。汗液异常，与脏腑功能失调相关。与肺、与胃、与心、与脾、与肾、与肝相关。《素问·经脉别论》："故饮食饱甚，汗出于胃；惊而夺精，汗出于心；持重远行，汗出于肾；疾走恐惧，汗出于肝；摇体劳苦，汗出于脾。"肝主疏泄，疏泄情志，疏泄气机，肝藏血，谋虑出焉。情志不舒、肝气郁结，肝阴血虚、肝阳偏亢可致津液外泄而汗出为病。本文仅述汗证与肝相关案例治验。

**例：**张××，女，42岁，中学老师，以一年来给学生讲课时大汗出为主诉于2014年4月就医。近一年来情绪激动，或授课时，大汗出，45min课时，擦拭毛巾湿透，平时自感乏力、无自汗、盗汗之候。饮食睡眠可，二便调。余诊视患者，形体偏瘦，舌淡、苔薄白，脉细弱。

西医诊断：植物神经功能紊乱。

中医诊断：汗证。辨证卫阳不固，肝阴血虚，肝阳偏亢。以益气固卫，养血柔肝，潜阳敛汗之法。

方：人参、白术、茯苓、黄芪、当归、白芍、生地黄、熟地黄、五味子、煅龙骨、煅牡蛎、桑叶、甘草。以上方化裁，服药14剂而愈。随访1年无复发。方中人参、白术、茯苓、黄芪益气固卫、补肺止汗；当归、白芍、生地黄、熟地黄滋阴养血；桑叶、五味子清热敛汗；煅龙骨、煅牡蛎平肝涩汗；甘草和中。方中重用桑叶，性味甘寒益血、凉血、止汗，寒热均可用之。

# 痞满辨证论治浅谈

痞满，指心下痞塞，又称胃痞。东汉·张仲景《伤寒论》："满而不痛者，此为痞。"病因及临床分型繁多，笔者从实践出发，归纳分述。病因为食滞、痰浊壅塞、情志失和、脾胃虚弱所致，病位在心下，即脾胃。由于脾胃虚弱，清阳不升，浊阴不降，升降失和，气机不畅而痞满。

痞满为主证，兼嗳腐吞酸，恶心呕吐者为食滞胃脘。以消食导滞法，《丹溪心语》保和丸。方：神曲、山楂、茯苓、半夏、陈皮、连翘、莱菔子加减。

兼胸闷不饥，身重倦怠，头目眩晕为痰湿内阻，以化痰宽中之法，用《局方》陈平汤加减。方：陈皮、半夏、茯苓、苍术、厚朴、甘草。

或因情志不舒，胸胁胀满，心烦而怒、善作太息，当肝气郁结，以疏肝解郁之法，《景岳全书》柴胡疏肝散方加减。方：柴胡、枳壳、白芍、川芎、香附、甘草加减。

或素体虚弱，不欲饮食、稍食即胀，乏力倦怠、少气懒言，或便溏，或四肢不温，为脾胃虚弱，以益气健脾之法，以《伤寒论》半夏泻心汤主之。方：人参、半夏、炙甘草、干姜、黄芩、黄连、大枣。随症加减：气郁加枳壳、枳实、木香、香附；湿盛加茯苓、白术、泽泻；郁热加川楝子、炒山栀子；阳虚加附子，肉桂；纳差加砂仁，神曲。

# 半夏泻心汤治疗痞满

半夏泻心汤,出自《伤寒论》:"但满而不痛者,此为痞,柴胡不中与之也,半夏泻心汤主之。"仲景认为伤寒病,太阳阶段医早下之,正虚邪陷,升降失调,发病于阴而反下之,因作痞也。

方:人参、半夏、黄芩、黄连、干姜、炙甘草,大枣组成。半夏、干姜辛开、散结;黄连,黄芩苦降泻热燥湿,两相配伍,辛开苦降,散结消痞,人参、大枣、炙甘草补脾和中,本方具有扶正祛邪,和胃降逆,散结除痞之功。可用于寒热中阻,肠胃不和,心下痞满,或恶心,呕吐,肠鸣下利。是治疗痞满基方,以此方为基础灵活加减:下利者加茯苓、泽泻、白术;腹痛加木香、香附、延胡索;腹胀加枳实、枳壳、厚朴;消食导滞加焦山楂、炒麦芽、焦六神曲。

**例**:黄××,男,52岁,以胃脘胀满2d为主诉于2016年9月就医,既往有"慢性胃炎"病史,近2d来以着凉为诱因胃脘胀满,口苦、口有异味,伴恶心、纳呆、身重倦怠,2d来未解大便,尿少而黄,舌质红,苔黄腻,脉弦滑。

西医诊断:慢性胃炎。

中医诊断:胃痞。辨证痰湿中阻,以清化中焦,和胃降逆之法,以半夏泻心汤加减。

方:党参、白术、半夏、枳壳、枳实、黄连、黄芩、砂仁、焦山楂、炒麦芽、焦神曲、甘草,服药4剂而愈。

# 妙用黄芪琐谈

黄芪,性味甘微温,入肺脾两经。生黄芪具有益气固表、利水消肿、托毒生肌,广泛应用于自汗、盗汗、血痹、水肿、痈疽不溃或久溃不敛;炙黄芪补中益气,治疗内伤劳倦,脾虚泄泻,带下脱肛、气虚血脱及一切气衰血虚之证。《医学启源》:"治虚自汗,补肺气实皮毛,泻肺中火,脉弦自汗,善治脾胃虚弱,内托阴证疮疡必用之药。"《本草备要》:"生用固表,无汗能发,有汗能止,温分肉,实腠理,泻阴火,解肌热。炙用补中,益元气,温三焦,壮脾胃。生血生肌,排脓内托,疮痈圣药。痘症不起,阳虚无热者宜之。"

黄芪伍防风治自汗;黄芪伍防己治身重汗出而恶风;黄芪伍桂枝、白芍治血痹;黄芪伍甘草治诸虚不足,肢体劳倦,胸中烦悸,焦渴唇干,黄芪六一汤出自《和剂局方》,治消渴;黄芪伍当归治劳倦内伤,烦渴欲饮,产后血虚;黄芪伍地黄、麦冬、瓜蒌、茯神、甘草即黄芪汤,出自《千金方》,治消渴;黄芪伍黄连治肠风下血;黄芪伍人参补中益气;黄芪伍茯苓治白浊;黄芪伍陈皮、火麻仁治老人便秘。

吾师顾厥中先生,宁夏著名老中医,擅长治疗胸痹(冠心病、心绞痛)。他说胸痹为本虚标实证,本虚为心气虚,必重用黄芪。笔者在老师的教导下,治疗脾胃病、水气病、咳喘病诸疾,气虚必重用黄芪扶正气。

**例**:杨××,男,83岁,以咳嗽气喘1周为主诉于2014年11月就医,患者既往患"慢性阻塞性肺疾病"史10余年,近1周来以着凉为诱因咳嗽、气喘、痰多,咯白色泡沫样痰,黏稠不易咯出,伴呼吸急促,胸闷不适,不能平卧,恶寒无汗,不发热,二便调。余诊视患者,神清,问答切题,语言低微,呼吸急促,口唇及四末无发绀,双肺喘鸣音,心音有力,律齐,心率 92 次/分,腹平软,肝脾未及,无腹水证,下肢无指压痕,舌质红,苔薄白,脉细数。

西医诊断:慢性阻塞性肺疾病。

中医诊断:咳喘,辨证肺气亏虚,风寒束肺,肺气上逆。以补益肺气,辛温解表,宣肺平喘。

方:人参、黄芪、麻黄、桂枝、当归、白芍、陈皮、半夏、茯苓、杏仁、胆南星、白芥子、厚朴、苏子、甘草。方中人参、黄芪补益脾肺;麻黄、桂枝疏散风寒,宣肺平喘;杏仁、陈皮、半夏、茯苓、胆南星、白芥子、厚朴、苏子、甘草燥湿化痰,止咳平喘;当归、白芍养血育阴。上方服药 4 剂,第二诊时,自诉咳喘减轻,痰易咯出,能平卧入睡,仍呼吸急促,胸闷不适,咯痰黄稠,舌质红、苔黄、脉弦数。上方减麻黄、桂枝。加瓜蒌、黄芩、葛根、薤白。4 剂煎服。第三诊,咳喘好转,呼吸促,可日常活动,自理生活,继续治疗 2 周病情缓解。

# 玉真散加味治疗面神经炎

面神经炎病因不明，认为与面神经管内感染相关，面神经水肿，髓鞘或轴突有不同程度变性。起病急，数小时可达顶峰。老年人预后不佳，可遗有口眼歪斜后遗症。

祖国医学称"口僻""㖞僻""吊线风"等，可归属中风病"风中经络"范畴。其病因病机《诸病源候论·偏风口㖞候》曰："偏风口㖞是体虚受风，风入于夹口之经也。足阳明之经，上夹于口，其筋偏虚，而风因乘之，使其经筋急而不调，故令㖞僻也。"认为机体脉络空虚，卫外不固，风寒淫邪，侵袭面部阳明之脉，经气阻滞，气血不畅；风与痰结，风痰阻络；或气虚血瘀，故而风、寒、痰、瘀而致病。治则以祛风涤痰，活血通络之法。笔者选用玉真散《外科正宗》方加味。

方：黄芪、白附子、胆南星、羌活、白芷、防风、天麻、蜈蚣、全蝎、桃仁、红花、鸡血藤、甘草。方中黄芪益气固卫；羌活、防风、白芷疏散风寒；天麻、蜈蚣、全蝎、白附子、胆南星祛风涤痰，通络止疼；桃仁、红花、鸡血藤活血通络；甘草和中。

例：杨××，男，36岁，患者以口眼歪斜3h为主诉于2012年10月21日就医。患者晨起偶然发现右侧面部肌肉不灵活，感觉无异常。余诊视患者，右侧上额皱纹消失，同侧眼裂闭合不全，鼻唇沟平坦，口角下垂，舌体不偏斜运动自如。舌质淡红、舌苔薄白，脉弦滑。

西医诊断：面神经炎（右）。

中医诊断：口眼㖞斜（右）。辨证风痰阻络。以疏风涤痰，活血通络为治则。上方化裁，治疗2周而愈。玉真散为治疗破伤风立方，笔者以此治疗神经炎甚效。

# 痹证辨证施治刍议

痹证,感受淫邪所引起肢体关节疼痛及活动障碍。病机是气血痹阻,筋脉失养所致。常见于风湿性关节炎,类风湿性关节炎,骨性关节病,痛风性关节炎,良性关节痛等。痹证以肢体、关节疼痛,或肿胀、重着、活动障碍为共同特点。由于致病淫邪不同,临床可分为:风痹、寒痹、湿痹、热痹;久病必虚,虚证可分为气血虚痹、或阴虚痹证、或阳虚痹证。治则以寒者温之,热者清之,瘀者祛之,虚者补之。疼痛为主证,宣通为治法准则。气血流畅,营卫复常,痹痛自复。笔者习用《千金方》独活寄生汤方加减用药,治疗各类型痹证。

方:独活、桑寄生、细辛、防风、杜仲、牛膝、肉桂、秦艽、人参、茯苓、川芎、白芍、熟地黄、当归、甘草。方中独活、细辛散寒除湿;秦艽、防风祛风除湿;桑寄生、杜仲、牛膝、熟地黄益补肝肾、强筋壮骨;肉桂祛寒止痛;川芎、白芍、当归和营养血;人参、茯苓、甘草健脾和中。寒重加附子;热重去散寒之品,加赤芍,石膏;湿重加苍术、薏苡仁;瘀重加桃仁、红花、乳香、没药;气血虚弱加黄芪、当归;祛风涤痰加全蝎、蜈蚣、僵蚕、白附子、胆南星。

例:王××,女,64岁,患者以双下肢膝关节疼痛半月为主诉于2014年4月就医,既往有"骨性关节病"史4~5年,半月前以受风寒为诱因两膝关节疼痛、酸困重着,活动尤甚。不发热、不恶寒。双膝关节、踝关节无肿胀、活动不受限。X光片报告:双侧膝关节退行性改变。舌质红,苔薄白,脉弦。

西医诊断:骨性关节病(膝关节)。

中医诊断:痹证,气血虚痹。以补血活血,祛风止痛,独活寄生汤化裁,先后治疗2周,病情稳定,临床治愈。

# 施治肋骨软骨炎重用活血化瘀之品

肋骨软骨炎,病因不明,认为与病毒感染相关。好发于胸骨旁第二、第三肋软骨。受累软骨部位隆起,钝痛、刺痛、或压痛,局部皮肤无炎症反应。

朱××,女,54岁,患者以左侧胸痛2周为主诉于2016年6月27日就医,2周前因左侧胸痛在××医院心血管科,以"冠心病"多方检查和治疗,无效就诊。胸廓对称,于左侧胸骨旁与第四、第五肋交接处明显压痛,局部无肿胀,舌质淡红,苔薄白,脉弦细。

西医诊断:肋骨软骨炎(左4.5肋)。

中医诊断:胸痹。辨证气滞血瘀。以活血化瘀治则。笔者以桃红四物汤《济阴纲目》方加味。桃仁、红花、川芎、生地黄、白芍、当归、赤芍、三棱、莪术、土鳖虫、丹参、乳香、没药、甘草。方中川芎,白芍、当归、赤芍、生地黄养血凉血活血;桃仁、红花、乳香、没药、丹参行气活血止痛;三棱、莪术、土鳖虫行气破血祛瘀,甘草调和诸药。首诊7剂,二诊时疼痛缓解,可以忍受。继续服7剂,复诊时,自诉痛止,已愈。

肋骨软骨炎,为骨科常见病,患者多以胸痛就诊,医生全面体格检查,不难诊断,值得提醒的是,笔者遇见数例患者在心血管科按心绞痛检查和治疗,不见好转而来诊治。

# 慢性泌尿系感染施治重在补益脾肾

慢性泌尿系感染,病情反复发作,病程迁延半年以上。可归属祖国医学劳淋范畴,邪气未尽,正气已伤,为虚实夹杂之候。隋·巢元方《诸病源候论·诸淋病候》曰:"劳淋者,谓伤肾气而生热成淋也。"劳淋与劳累相关,或过用通利、苦寒和辛香之品,伤及脾肾。劳淋者,称为上盛下寒之候。笔者施治重在补益脾肾,佐以清利。

**例:**张××,女,36 岁,患者以尿频,尿急伴少腹下坠不适 1 周为主诉于 2013 年 4 月就医。患者于 1 年前患"急性泌尿系感染"治愈。近 2~3 个月来,反复发作。1 周前以着凉为诱因尿频、尿急伴少腹下坠、酸胀不适,无发热,无尿痛,畏寒怯冷。尿常规镜检白细胞 8~10/HP,脓球 3~5/HP,红细胞 20~30/HP,隐血(+)。舌质淡红,苔薄白,脉弦细。

西医诊断:慢性泌尿系感染,急性发作。

中医诊断:劳淋,辨证脾肾阳虚,下焦湿热。以健脾益肾,清热利湿为治则,以《丹溪心法》萆薢分清饮方加味。

方:人参、黄芪、白术、茯苓、乌药、益智仁、石菖蒲、萆薢、杜仲、鹿角霜、白茅根、仙鹤草、小蓟、甘草。方中人参、白术、茯苓、黄芪益气消利;乌药、萆薢、石菖蒲、益智仁、杜仲、鹿角霜温肾化气;白茅根、小蓟、仙鹤草清热利尿,凉血止血;甘草益胃和中,上方化裁,治疗 1 周,症状改善、尿常规正常。针对该病易复发性,征得患者同意,不论病情发作与否,每月就诊 1 次,以健脾益肾治则,连续治疗 3 个月,每月服药 1 周。巩固疗效。随访 1 年未复发。

萆薢分清饮方、温肾化气,分清去浊,笔者认为慢性泌尿感染,下焦湿热,而热不甚者可以一试。

# 施治"肛门松弛"和"肛门下坠感"治验

肛门松弛和肛门下坠感,只是临床症状和体征。在医学资料中难以查寻。本人在临床实践中,总结出治疗该证方法,介绍如下。

肛门松弛多发生于老年人,中、青年人也可见到。患者以肛门向外流水,有异味,伴肛周瘙痒就诊。检查发现,肛门松弛,收缩无力,有的患者肛门闭合不全,呈现"开口"状态。肛周,或会阴部呈湿疹样皮损。

肛门下坠感为患者自觉症状,常以老年女性多见,以肛门坠胀、下坠、憋胀、欲排大便,又无大便排出。检查时均有肛门松弛体征。笔者认为,盆腔组织下坠,压迫直肠窝,产生便意所致。与中气不足,或中气下陷相关。采用两法联合施治。

其一,中医治则以调补脾肾,升阳益气。《脾胃论》补中益气汤方加减。

方:人参、黄芪、白术、当归、柴胡、升麻、炙甘草、陈皮、巴戟天、肉苁蓉、女贞子、山茱萸。方中人参、黄芪、白术、炙甘草健脾益气;柴胡、升麻升举清阳;当归补血,陈皮理气,补而不滞,巴戟天,肉苁蓉,女贞子,山茱萸补肾填精。

其二,保健操,"提肛运动"。每次作 20min,收缩肛门上百次。肛门下坠感者,采取肘膝卧位,臀部抬高姿势。以上方案治疗半个月,回访多名患者症状均有明显改善。

例:李××,男,46 岁,患者半年来自觉肛门潮湿,流黄水,有异味。肛周皮肤瘙痒,2016 年 5 月就医。检查发现肛门松弛,肛周和阴囊下部皮肤增厚,粗糙。舌质红,苔薄白,脉弦。

诊断：肛门松弛，肛周湿疹。以上法治疗 2 周，回访病人，症状改善。

**例**：杨××，女，67 岁，以肛门下坠感半月为主诉就医，临床诊断肛门松弛。以上法施治半月，回访病人，症状改善。

## 儿科医话

# 话小儿外感发热

一年四季儿科门诊以发热就医的婴幼儿和儿童占较大比例,尤其是季节变化时发病增多,主诉发热,以低热或中等度发热居多,伴咽痛、或喷嚏、流清涕或流黄涕、或轻咳。查体绝大多数咽部充血,或咽喉部疱疹,或咽部溃疡。末梢血象白细胞总数正常、或偏低、或略高。常见于病毒性上呼吸道感染、急性咽炎、疱疹性咽炎、溃疡性咽炎等诸病。

外感发热,属中医外感证,北方多以外感风寒,或外感风热常见。淫邪从口鼻而入,侵犯肌肤,正邪相搏于外而发热。临床症状以恶寒、恶风、恶热辨寒热。笔者辨寒热以流清涕者为风寒之候;流黄涕者,或无涕者为风热之候;小儿纯阳素体,寒从热化多见,凡咽部充血、疱疹、溃疡均为寒邪化热之征象。

辨证施治时,不论风寒、风热、风寒化热施治时,凡有发热者都重用石膏。石膏味辛、甘寒、无毒。具有辛散解肌,甘寒清热生津,表里双解。寒邪化热者方中重用生地黄。生地黄性味甘、苦寒,具有滋阴凉血清热之功效。

外感风热者以金银花、连翘、板蓝根、大青叶、牛蒡子、蝉蜕疏风散热;外感风寒者以羌活、防风、荆芥、紫苏、白芷、生姜等疏散风寒。咳嗽者加杏仁、知母;咽充血、疱疹、溃疡者加山豆根、射干;流清涕加辛夷、苍耳子;流黄涕加黄芩。主方中加生甘草调和诸药。选用10~12味药,临床一试。

**提示**:小儿素体纯阳,外感风寒极易化热,重用生地黄以达清热凉血之功;寒邪未解者佐加桂枝、白芍。桂枝散寒,白芍敛阴,收散相合。

# 再谈复感发热

　　小儿外感发热,热退复热,临床常见之证,多因患儿素体虚弱,治疗时不可忽视内在因素,不会误治。仅使用解肌发散之品,伤阴伤气,不易康复。对复热之患,要重用益气育阴之品,佐以解表清热。审其手足心热而无汗,或动则自汗,此乃正气虚衰,或阴液外泄。辨证施治时,扶正祛邪为妥。笔者习用西洋参、生地黄合玉屏风散《世医得效方》方加减用药。

　　方:西洋参、生地黄、黄芪、白术、防风。本方益气固表止汗。西洋参配生地黄益气养阴;配黄芪、白术益气固卫;防风助黄芪御风。风热者佐以疏风清热之品金银花、连翘、大青叶、山豆根、赤芍、知母、生石膏、甘草;风寒者,佐以辛温解表之品桂枝、紫苏、荆芥、生姜、生石膏、生甘草。热退后,酌情给予益气养阴之品,以防再发。

# 小儿外感咳嗽治验

外感咳嗽,淫邪致病。肺失宣降,肺气上逆而咳嗽。外感咳嗽依据淫邪不同而分类,北方多为风寒、风热致病,故分为风寒咳嗽,风热咳嗽。两者临床表现不同,咳嗽为主证,依据恶风、恶寒、恶热孰重孰轻,儿科难以辨认,鼻塞、流清涕、打喷嚏者为风寒;无流涕、或流黄涕为风热,无论有热,或无热均可。外感风寒而咽充血,或扁桃体肿大,或咽部疱疹、或咽部溃疡均可视为风寒化热。舌质淡红、舌苔白,指纹淡为风寒体征;舌质红,舌苔黄,指纹暗红、暗紫为风热体征。

风寒咳嗽以疏风散寒、宣肺止咳。笔者习用杏苏散《温病条辨》方化裁。

方:紫苏、半夏、茯苓、前胡、桔梗、枳壳、陈皮、杏仁、生姜、甘草、桃仁、红花。方中紫苏配杏仁;前胡配生姜温经散寒止咳;桔梗配枳壳宣降肺气;陈皮、半夏、茯苓、甘草止咳化痰。笔者加桃仁、红花活血消瘀,宣通气机。

风热咳嗽,以疏风清热、止咳化痰治则。笔者习用桑菊饮《温病条辨》方加减。

方:桑叶、菊花、杏仁、连翘、芦根、桔梗、薄荷、甘草、桃仁、红花。方中桑叶、菊花、薄荷疏散风热;杏仁、桔梗、甘草止咳化痰;连翘、芦根清热生津;桃仁、红花祛瘀宣肺。无论风寒或风热者,凡发热者重用石膏。笔者治咳嗽习用桃仁、红花活血化瘀之品,依据前人治咳经验,咳嗽必有"瘀血内阻"之理论。

# 小儿咳喘治验

小儿咳喘是中医症状诊断,多见于小儿肺炎,急性支气管炎、毛细支气管炎。临床以发热、咳嗽、气喘为主诉就诊。患儿呼吸急促而浅表、重者口周及口唇发绀,或三凹现象,听诊时,双肺湿性罗音,或喘鸣音。

小儿咳喘,外感风邪所致,清·叶天士云:"温邪上受,首先犯肺。"风温犯肺,肺气上逆,故咳喘。肺主气,通调水道,肺气失宣,水湿凝滞为痰,咳喘痰多。气血不畅而发绀,舌质红苔薄白指纹暗紫。临床有风寒、风热之分。以恶寒、恶风;或微恶风寒而恶热,小儿难以分辨。小儿素体纯阳,多为"寒从热化"或"风热犯肺"居多,或称"风热闭肺"为妥。以清肺热、解湿毒、宣肺祛痰治则。临床常用麻杏石甘汤《伤寒论》合银翘散《温病条辨》化裁。

方:麻黄、杏仁、石膏、甘草、金银花、连翘、牛蒡子、芦根、桔梗、桃仁、红花、赤芍、地龙、五味子。方中麻黄配杏仁宣肺平喘;石膏清泄肺热;地龙、五味子敛肺平喘;金银花、连翘清热解毒;芦根清热生津;桃仁、红花、赤芍活血凉血祛瘀。桔梗、牛蒡子、甘草祛痰利咽,宣肺解表。笔者惯用桃仁、红花配赤芍清热活血,必用地龙配五味子助敛肺平喘之功。

# 干咳久咳治验

儿科临床诊断急性支气管炎。咳嗽迁延不愈,持续 2 周以上。临床称之"迁延性气管支气管炎"。临床以干咳、无痰或少痰;阵发性串咳,或顿咳。听诊时肺部干湿罗音不固定,末梢血象白细胞总数不高,或略偏高。属中医外感咳嗽范畴。多因小儿素体虚弱,正气不足,风寒或风热之邪首先犯肺,寒从热化,风热互结,瘀闭于肺,伤阴伤气,气阴两虚。干咳、燥咳、少痰。治则以扶正存阴,清热润肺主之。笔者习用清燥救肺汤《医门法律》方化裁。以达清热润肺之效。

方:人参、沙参、麦冬、阿胶、桑叶、杏仁、知母、贝母、乌梅、五味子、甘草。人参加甘草养胃扶正气;沙参、麦冬、阿胶养肺胃之阴;杏仁、知母、贝母清热止咳;桑叶疏风宣肺;笔者惯用乌梅、五味子固肾敛肺。

# 小儿哮喘刍议

婴幼儿期哮喘和儿童期哮喘是两个不同年龄段的不同表现。以喘息为主证,婴幼儿期称"喘息性支气管炎",儿童期谓"支气管哮喘",简称"哮喘"。病因认为与过敏体质和感染相关。临床以发热、咳嗽、气喘三大症状,听诊双肺喘鸣音。

哮喘,与中医病名相同,但内涵不同,西医仅指儿童期和成人的支气管哮喘,谓"哮喘。"中医病名哮喘广义,包括一切"喘息"之病,如小儿肺炎,急、慢性支气管炎,婴幼儿喘息性支气管炎,儿童期和成年人支气管哮喘,或老年人慢性阻塞性肺疾病等。

哮喘,病因病机,祖国医学认为,患儿素体脾虚,"脾为生痰之源",痰伏于内,外感风邪、淫邪袭肺、气机阻滞、肺气失宣,引发哮喘,哮喘有风寒、风热之分。随病情发展,寒从热化,热瘀于内。施治以寒热兼顾,扶正祛邪、止咳平喘。笔者惯用苏子降气汤《和剂局方》方化裁。

方:苏子、前胡、厚朴、陈皮、肉桂、当归、半夏、甘草、黄芪、赤芍、地龙、五味子、桃仁。本方以健脾温肾、降逆平喘。方中黄芪伍肉桂健脾温肾;苏子、地龙、五味子宣肺平喘;前胡、半夏、陈皮、厚朴祛痰降逆;当归润燥;赤芍、桃仁祛瘀;甘草和中。寒重加麻黄、桂枝;热盛加石青、知母。笔者惯用地龙、五味子平喘敛肺;重用赤芍、桃仁祛瘀清热之品。

# 小儿汗证施治重用桑叶

汗证,在现代医学中,并不把该证列为单独疾病,而是在某些疾病中出现的症状之一。如小儿结核病、佝偻病、心肌炎、风湿病等疾病均可伴有盗汗、自汗。治疗汗证应确诊原发病,避免误诊。

小儿发育阶段,植物神经对汗腺调节功能不全,属功能失调之证。目前西医确实无针对性治疗方法。祖国医学针对汗证的治疗积累了丰富的经验。认为汗证是人体阴阳失调,营卫不和,腠理开合失司,而引发津液外泄。一般认为时时汗出,动则尤甚为自汗;睡中汗出为盗汗。为气虚阴虚所致。或里热内蕴,心火炽盛和肺胃郁热,迫使津液外泄,属里热实火。故将小儿汗证分为气阴两虚证和里热实证。治疗时前者以益气固卫、滋阴凉血而固汗;后者清热泻火而固汗。两者均重用桑叶。

桑叶,性味苦甘寒,《本经》:"除寒热,出汗。"《本草经疏》:"桑叶,甘所以益血,寒所以凉血,甘寒相合,故下气而益阴,是以能主阴虚,寒热及因内热汗出。"《重庆堂随笔》:"桑叶虽治盗汗,而风温暑热服之,肺气清肃,即能解汗。"《本草撮要》:"除湿祛风,明目……常服治盗汗。"综上所述,桑叶,性味甘寒,可治气虚、阴虚之汗,也可清里热汗出治实热之汗。笔者把自汗、盗汗归为气阴两虚证;心火、胃火、肺火归为里热实证。气阴两虚证以益气滋阴,凉血固汗;里热实证以清热泻火固汗为治则。前者用黄芪、党参、白术、元参、生地黄、丹皮、五味子、桑叶、甘草。本方益气滋阴、凉血固汗。后者以石膏、知母、竹叶、栀子、黄连、黄柏、桑叶、生甘草。重用桑叶,临证骤效。

# 谈谈小儿便秘

小儿单纯性便秘,多因结肠吸收水分增多引起,常见病因与饮食结构搭配不当相关,多食含脂肪和碳水化合物食物、蔬菜、纤维素含量多的食物则大便润利。如果偏食、不吃蔬菜,食物中纤维素少则易便秘。养成每天按时排便良好习惯,有利于便秘的治疗。

中医认为小儿便秘有虚实之分。虚证为气虚、阴液亏虚。实证多为气滞、食积、燥热相结。小儿素体稚阴稚阳,治疗时过用下法易伤正气。治疗虚证,以益气滋阴,行气导滞为治则。

黄×,女,2岁,于1979年8月前来门诊就医,其父代诉病史,患儿近半年来经常便秘,每10天、半月排便1次,每次排便从肛门灌注植物油,排出大便如同鸡蛋大"硬球",家长将带来的"硬球"摔在门诊地上,发出响声,大便球完好无损。余视患儿形体偏瘦,面色㿠白,腹部柔软,腹壁脂肪厚度不足1cm。舌质淡红,舌苔薄白,指纹淡红。诊断:便秘。辨证气血虚秘。治则为益气养血、行气导滞。

方:人参、沙参、麦冬、玉竹、白术、当归、枳壳、枳实、厚朴、三棱、莪术、炒槟榔、焦山楂、炒麦芽、神曲、甘草。

水煎蜂蜜调服,每日1剂,先后就诊2次,服药6剂,大便调,嘱托家长改善调整饮食结构,养成按时排便习惯。实证便秘,上方调整,去人参,加太子参,瓜蒌、黄芩、黄连清肺润燥,重用行气滋阴之品,不用泻下法。

# 肠系膜淋巴结炎所致腹痛治验

小儿肠系膜淋巴结炎,患儿常以腹痛为主诉而就医。该病是上呼吸道感染引起的急性肠系膜淋巴结炎。常在发病前 1~2 天咽痛、全身不适,或发热,可伴有上呼吸道感染症状,继而出现腹痛。腹痛可发生在任何部位,多以脐周或右下腹部位多见,呈阵发性绞痛,或隐痛,可以耐受。无腹肌紧张和反跳痛,临床多以 B 超检查协助诊断。

本病属祖国医学外感证范畴,风热淫邪,乘虚而入,伤及正气,脾气虚损,痰自内生,痰热互结,结为痰核,瘀阻脉络,气滞血瘀而腹痛。以清热解毒、涤痰散结、活血祛瘀之法为治则。

方:金银花、连翘、生地黄、赤芍、桔梗、陈皮、青皮、半夏、浙贝母、香附、三棱、莪术、土鳖虫、白芍、甘草。发热者加石膏,咽痛者加山豆根。方中金银花、连翘清热解毒;生地黄、赤芍凉血活血;桔梗、陈皮、青皮、半夏、浙贝母、香附理气涤痰散结;三棱、莪术、土鳖虫破血散瘀,白芍、甘草缓急止痛。

例:李×,女,7 岁,患儿以腹痛 1 周为主诉于 2016 年 6 月门诊就医。患儿 1 周来不明诱因,脐周阵发性腹痛,不发热、无咽痛,检查咽充血,双侧扁桃体不大,全腹软,脐周压痛,舌质红、苔薄白,脉滑。

B 超示:于右下腹肠系膜 2 个淋巴结 2cm×2cm。

诊断:肠系膜淋巴结炎。

中医诊断:腹痛。辨证外感风邪,痰热互结,痰核瘀阻,气滞血瘀。以上方施治服药 6 剂,腹痛缓解,临床治愈。

# 过敏性紫癜治验

紫癜,指皮肤或黏膜出血、瘀血、瘀斑。过敏性紫癜是以毛细血管炎为主的变态反应性疾病,皮肤紫癜、瘀斑、出血点。可伴有关节肿痛、胃肠道症状、肾性血尿。目前认为某些致敏原引起的变态反应性疾病。

紫癜,可归属祖国医学"血证""发斑""肌衄"或"葡萄疫"范畴。因外感风热邪毒,病及血脉和胃腑。火热熏灼,血热妄行,溢出脉外,少成点,多成片,瘀积肌肤,形成紫癜。或热邪入胃,胃热炽盛,熏发脉府,血溢脉外而瘀斑。《丹溪手镜》:"发斑,热炽也。"热邪伤阴伤气,阴虚火旺,迫血妄行;气不统血而出血。治则以清热解毒、凉血活血;兼顾益气摄血、养血滋阴以扶正。

方:金银花、连翘、黄连、竹叶、玄参、生地黄、丹皮、赤芍、茜草、紫草、乌梅、党参、黄芪、白芍、当归、甘草。方中金银花、连翘、黄连、竹叶清热解毒;玄参、生地黄、丹皮、赤芍凉血活血;茜草、紫草凉血止血;党参、黄芪、甘草益气摄血;白芍、当归、乌梅养血滋阴。腹痛加蒲黄炭、五灵脂。关节肿痛加秦艽、木瓜、桑枝。血尿加白茅根、三七粉。

例:张××,女,8岁,患儿以双下肢散在出血性皮疹5d为主诉于2014年6月西夏分院中医科门诊就诊,无咽痛、无发热。双下肢小腿皮肤散在出血点,压之不退色。舌质淡红,舌苔薄白,脉滑。末梢血象和尿常规正常。

西医诊断:过敏性紫癜。

中医诊断:肌衄。辨证热邪炽盛,伤及脉络,血热妄行。以上方化裁,服药5剂,二诊时出血点暗紫,无新出血点,继续服5剂而愈。

# 小儿特发性血小板减少性紫癜施治体会

小儿特发性血小板减少性紫癜（ITP），也称免疫性血小板减少性紫癜。由于患者血清中血小板抗体所致。大约80%患儿发病前3周，有感染病史，目前认为与病毒相关。急性≤6个月；慢性>6个月。急性和慢性发病机理不同，急性ITP免疫状态尚好，为免疫复合物疾病。一旦单核巨噬系统将含有抗原性的血小板清除，疾病就告结束。而慢性ITP，免疫状态严重失衡，血小板破坏是由于血小板抗体与体内相关抗原相结合所致，不论补体有无活性，血小板都会被破坏，为自身免疫性疾病。

祖国医学对小儿特发性血小板减少性紫癜病因病机认识。《景岳全书·血证》："盖动者多由于火，火盛则逼血妄行。损者多由于气，气伤则血亦无存。"认为是外邪伤及气血而致病。邪为火邪，有实火和虚火之分，实火为淫邪所化。虚火为淫邪伤阴、伤气。气虚不摄，阴虚火旺，均可出血、瘀血。该病出血因素为气虚、血瘀、虚火、实火。出血是该病主证，瘀血是病理产物。出血和血瘀互为因果。有的学者认为瘀血贯穿于疾病全过程。笔者认为血小板减少属血虚范畴，血虚是贯穿于疾病全过程。

笔者将临床证候分为实热证和气阴两虚证。实热证为本虚标实证；气阴两虚证，气虚指气阳虚损，阴虚指阴血亏虚。治则以实者泻之，虚者补之。实热炽盛，以清热泻火，凉血滋阴，佐以扶正祛邪。气阴两虚者，以益气摄血、滋阴养血、补肾填精。

基础方：人参、黄芪、当归、白芍、生地黄、巴戟天、肉苁蓉、枸杞子、女贞子、山茱萸、甘草。火热炽盛选加金银花、连翘、黄芩、竹叶、玄参、赤芍;潮热、盗汗选加太子参、沙参、旱莲草、鳖甲、龟板;出血者选加仙鹤草、三七粉。方中人参、黄芪、甘草健脾益气、生血摄血;当归、白芍补血、养血;巴戟天、生地黄、肉苁蓉、女贞子、山茱萸、枸杞子补肾填精。

**例:** 赵×,女,1岁,以全身皮肤出现出血性皮疹、瘀斑1周为主诉于2010年7月就医,患儿于2个月前以"特发性血小板减少性紫癜",住××医院儿科,经泼尼松正规治疗12d好转出院,目前每日服泼尼松10mg。近1周来全身皮肤出现出血点、瘀斑,血小板计数$30×10^9/L$。余诊视患儿,神清、形体略胖,面色红润,四肢皮肤散在出血点,瘀斑,压之不退色,舌质红,舌苔薄白,指纹暗紫。中医诊断:肌衄。辨证气阴两虚,气虚不摄,阴虚火旺。以益气养阴、凉血止血。以上方化裁,每周检测血常规。泼尼松仍以10mg/d,顿服。计服药4周血小板$(40\sim76)×10^9/L$。泼尼松减量5mg/d,继续服中药,2周后血小板计数$(80\sim120)×10^9/L$。嘱泼尼松隔日1片,2周后停服。单纯服中药治疗。继续服中药20剂,血小板计数$>100×10^9/L$。随访2年无复发。

**个人体会:**

(1)目前特发性血小板减少性紫癜治疗首选肾上腺糖皮质激素。对其不敏感者,或对其有依赖性,称之"难治性ITP"。可采用中医药辨证施治为该病的治疗开辟了一条新路。

(2)中度患者血小板计数$≤50×10^9/L$,$>25×10^9/L$,可采用中西医结合治疗。

(3)血小板计数$<100×10^9/L$,而$>50×10^9/L$,可单纯以中医药辨证施治。

# 重在健脾益气施治小儿肺炎后"痰湿闭肺"

小儿肺炎恢复期,常见有些患儿听诊时,两侧肺底或脊柱旁,仍然有密集细小水泡音。经抗生素和理疗效果不佳。笔者认为患儿与脾气虚损相关。脾虚不运,水湿停滞;脾虚生痰,痰阻血瘀。以健脾益气,燥湿化痰,活血祛瘀之法施治有效。以二陈汤《和剂局方》方加味。

方:黄芪、人参、白术、茯苓、陈皮、半夏、当归、赤芍、川芎、桃仁、红花、桔梗、厚朴、甘草。方中黄芪、人参、白术、茯苓、甘草健脾利湿;陈皮、半夏、桔梗、厚朴化湿祛痰;当归、赤芍、川芎、桃仁、红花活血祛瘀。本方具有益气、燥湿、祛瘀之功。

杨××,女,2岁,患儿以小儿肺炎于1986年6月份住宁夏人民医院儿科2周,体温正常,呼吸平稳,双肺底密集水泡音。经理疗无好转。余诊视患儿,神清、营养良好、发育正常,呼吸平稳,舌质淡红、舌苔薄白、指纹暗紫。辨证为痰湿闭肺,瘀血内阻。以上法施治1周后湿性罗音消失,痊愈出院。笔者认为,"脾为生痰之源",有痰必有瘀。所以益气健脾、燥湿化痰、活血祛瘀行之有效。

# 治疗婴幼儿慢性腹泻重在扶正

婴幼儿腹泻,依照《中国腹泻诊断和治疗方案》病程迁延 2 个月以上为慢性腹泻。

慢性腹泻患儿,素体羸弱,脾气虚损,脾阳不足。施治侧重扶正,佐以驱邪,重在健脾助阳、调理脏腑气机。不可忽视一点,肝主疏泄,疏泄气机。肝性条达,脏腑和谐。笔者治疗慢性腹泻,重用人参以健脾益气;白芍伍陈皮、防风柔肝行气而止痛。佐以燥湿之品,而获效。

例:黄×,女,2 岁,患儿以腹泻 1 周为主诉,于 1984 年 8 月以"鼠伤寒沙门氏菌肠炎"住宁夏人民医院儿科,治疗 2 个月,但仍然每日腹泻 4~6 次稀糊状大便,不发热、便前阵发性哭闹,便后安静入睡。大便外观黄色稀糊便,镜检脓球 6~8/HP,多次便培养无细菌生长。余诊视患儿,神萎,面黄肌瘦,舌红少苔,指纹暗红。中医诊断:泄泻。辨证脾虚湿盛。以温补脾肾、固肠止泻治则。

方:西洋参、白术、茯苓、炙甘草、补骨脂、肉豆蔻、吴茱萸、五味子、防风、白芍、陈皮、干姜、大枣。方中西洋参、白术、茯苓、大枣、炙甘草健脾养胃;补骨脂、肉豆蔻、吴茱萸、干姜、五味子温补脾肾固涩;防风、白芍、陈皮柔肝止痛。上方服 9 剂痊愈出院。

# 小儿遗尿症和尿失禁治验

小儿遗尿症是指5岁以上小儿，熟睡时不能自主控制排尿。每周遗尿2次以上。病程至少半年以上，睡中小便自遗，为小儿遗尿症。可分为原发性和继发性两种，原发性属功能性疾病。本文所指原发性遗尿症。相关因素有家族史，或疲劳睡眠，或大脑中枢与尿意神经反射功能不全所致。有部分患儿有隐性脊柱裂。

小儿尿失禁，指白天不能自主控制排尿，尿液随时自然流出。

祖国医学认为小儿先天禀赋不足，后天失养，肾气不固，下元虚寒，肾关开阖失司。以培补肾元，温肾固摄，笔者治疗采用三法配合，甚效。

一法：让患儿睡前口诉："今晚有尿时，我自己起床排尿。"连续述说10遍以上。其目的是让患儿在大脑皮层中建立"深刻记忆"。有尿自己起床排尿。

二法：家长定时唤醒患儿，按时排尿。

三法：施治培补肾元为治则。

方：人参、黄芪、白术、仙茅、仙灵脾、巴戟天、益智仁、金樱子、五味子、桑螵蛸、女贞子、枸杞子、甘草。方中人参、白术、黄芪健脾益气，以后天养先天；仙茅、仙灵脾、巴戟天、女贞子、枸杞子、益智仁、金樱子、五味子、桑螵蛸固肾涩溺；甘草和中。

例1：王×，男，10岁，2016年6月8日于宁夏人民医院西夏分院就医，家长代诉病史，患儿自4岁时至目前已有6年遗尿病史，每夜尿床1~2次，多方求医无好转。余诊视患儿，体格发育正常同同龄儿。学习成绩中等，问答切题，舌质淡红,舌苔薄白,脉滑。诊断:遗尿症。辨证下元亏虚、肾气不固。以益气培元、固肾涩溺治则,三法联合运作。服6剂后第二诊时,诉1周内仅遗尿2次。二诊效不更方继续服6剂。1周无遗尿。按时起床排尿。半年后电话回访,已愈。

**例2**:杨×,男,11岁,因尿失禁1周为主诉于2016年7月26日就医。患儿1周前因学习成绩差,奶奶恐吓和打骂患儿,至此1周来排尿不能控制。尿液自然流出,睡眠时无尿失禁,无遗尿症状。舌质红,苔薄白,脉滑。笔者上法施治,6剂中药。二诊时,已能控制排尿,但尿频,每次尿量少。上方加肉桂,继续服6剂,电话回访3个月来无复发。该患儿为情志所伤,惊恐伤及肾气。肾气不固,以上法施治甚效。

# 施治小儿单纯性血尿刍议

溺血,包括肉眼血尿和镜下血尿,儿科临床常见一种称之单纯性血尿,凡是尿中红细胞数量超过正常范围,而无明显的全身性和泌尿系统疾病,无水肿和蛋白尿,无高血压和肾功能减退等,称之"无症状性血尿"或"单纯性血尿",与国际上称之"孤立性血尿"含义相似。临床表现有两种形式,复发性血尿和持续性血尿。复发性血尿多与剧烈运动或感染相关,发作期间多为镜下血尿;持续性血尿,尿中红细胞增多,可有波动,不伴有全身症状,多半是镜检时发现,难以确定发病日期和病程。研究者从肾活检指出,病理学诊断认为是肾小球系膜增生性疾病。

溺血,属中医血证范畴,辨其病因、病位、病机。溺血为下焦之病,病因多为火邪炽盛、迫血妄行,或正气虚损,气不摄血,而溺血。火邪有虚实之分,实者血热妄行;虚火为阴虚内热,血不循经。正气虚损、气不摄血、血不循经而溺血。治则以实者泻之,虚者补之。小儿单纯性血尿,病情隐匿,病程长久,无全身症状,多为虚证。气虚,多以脾气虚,脾不统血;阴虚,阴虚火旺,血不循经。病位在脾肾,二者并发为气阴两虚。治则以健脾益气,益气摄血,滋阴凉血,凉血止血。

方:人参、黄芪、知母、黄柏、丹皮、生地黄、女贞子、旱莲草、大蓟、白茅根、地榆炭、紫草、茜草、甘草。方中人参、黄芪健脾益气、补气摄血;知母、黄柏、丹皮、生地黄、旱莲草滋阴凉血;大蓟、白茅根、地榆炭、紫草、茜草凉血止血;女贞子滋补肝肾;甘草和中。

　　李×,男,6岁,以镜下血尿半年为主诉于2000年6月就医,半年前因"小儿肾炎"住某医院,治愈出院,近半年来于门诊多次检尿常规,时有镜下血尿,本次就诊尿检蛋白阴性,红细胞8~10/HP,白细胞2~4/HP,神清、营养发育良好,舌质红,舌苔薄白,脉滑。

　　诊断:溺血,辨证气阴两虚,以健脾益气、滋阴凉血治则,以上法施治2个月余而愈,多次尿检正常,随访半年无复发。

# 小儿血尿和蛋白尿治验

小儿血尿和蛋白尿,常见于小儿迁延性肾炎,小儿迁延性肾炎是一种无任何临床症状,仅仅临检时,可持续性发现血尿和蛋白尿,不伴有肾功能不全,血压不高,偶尔有轻微浮肿,临床常见两种情况。

1. 有明确的急性肾炎病史,但无其他临床症状,只是尿检时有血尿和蛋白尿。持续 1 年以上,无肾功不全,无高血压。

2. 无明确急性肾炎病史,起病隐匿,偶然尿检时发现血尿和蛋白尿,不伴有肾功不全,无高血压,随访 6 个月以上。两者都可以诊断:迁延性肾炎。

血尿和蛋白尿,是一种病症,借助临床检验,才能发现。祖国医学气血津液理论学说,可以对血尿和蛋白尿重新认识和辨证论治。气血津液是人体生命活动的基本物质,又是生命活的产物,与五脏六腑功能活动密切相关。脾统血,主运化,运化水谷之精微,输布到全身。谓"脾气散精"。肾藏精,主水,水液的代谢、输布、排泄依赖肾气的气化作用。血尿、蛋白尿的病理过程与脾肾相关,脾气虚损、气不摄血而溺血。肾气亏虚,藏精不固、水谷之精微物质丢失。以健脾益气,固肾涩精为治则。

自拟方:人参、黄芪、白术、茯苓、当归、白芍、仙茅、仙灵脾、女贞子、山茱萸、仙鹤草、紫草、益智仁、桑螵蛸、金樱子、乌药、甘草。有浮肿加猪苓、泽泻。方中人参、白术、黄芪、茯苓、当归、白芍、甘草益气摄血、养血;仙茅、仙灵脾、女贞子、山茱萸、益智仁、乌药、金樱子、桑螵蛸固肾涩精;仙鹤草、紫草凉血止血。

**例**：高×，男，7 岁，患儿以"急性肾炎"于 1980 年 4 月住宁夏人民医院儿科。住院 3 个月余痊愈出院。出院后定期门诊复查。1 年后尿检有时正常，有时出现蛋白尿+~++，红细胞 8~10/HP。余诊视患儿，一般状佳，舌质红，苔薄白，脉滑。

诊断：溺血，辨证脾肾两虚，依上方化裁，治疗 2 个月余，多次尿检常规正常。目前患儿已成人娶妻生子，20 余年无复发。

# 咳嗽热闭必祛瘀热

笔者认为,小儿咳嗽,咯痰,肺部有干湿性罗音者为肺内痰浊、瘀血、热结所致。李梴《医学入门》认为,咳嗽与"瘀血内阻"相关。

痰者必有瘀,瘀者为痰浊、瘀血和瘀热。治则瘀者必祛之。笔者习用桃仁、赤芍清热祛瘀之品。

例:方×,男,2岁,患儿以"支气管肺炎"于1979年2月住宁夏人民医院儿科2周,一般状态良好,无发热,呼吸平稳,听诊时双肺细小水泡音。经理疗1周,湿性罗音无变化。余诊视患儿舌质淡,舌苔薄白,指纹暗红。辨证为痰湿阻肺,瘀热内阻。笔者以二陈汤《和剂局方》方加味施治。

方:人参、陈皮、半夏、茯苓、生地黄、赤芍、桃仁、红花、甘草。方中人参益气健脾配茯苓利湿化痰;陈皮、半夏燥湿化痰;生地黄、赤芍清热祛瘀;桃仁、红花活血化瘀;甘草和中。先后服药6剂,听诊双肺清晰。罗音消失而出院。笔者认为痰者必瘀,瘀者必活。惯用生地黄、赤芍、桃仁、红花凉血活血。

# 肺热咳喘用地龙

地龙,性味咸寒,入肝、脾、肺经。有清热、平肝、止喘、通络之功用。

《纲目》:"蚯蚓,性寒而下行,性寒故能解诸热,下行而能利小便,治足疾而通经络也。"

《本草经疏》:"蚯蚓,大寒能祛热邪,除大热,故疗伤寒伏热狂谬,咸主下走,利小便,故治大腹,黄疸。"

《科学的民间药草》:"有解热利尿、舒展支气管作用,可治气喘病。"

现代研究,地龙提取液中有效成分,有支气管松弛作用;有解热作用。笔者多年习用地龙治疗肺热咳喘之证,地龙为血肉有情之品,风热咳喘,以疏风清热,止咳平喘可与麻杏石甘汤《伤寒论》方伍用。地龙助石膏清肺瘀热,助麻黄止咳平喘利小便。

# 施治过敏性鼻炎重用乌梅

乌梅,性味酸温,无毒。入肝脾肺大肠经,具有涩肠敛肺,生津安蛔之功效。《纲目》:"敛肺、涩肠、治久咳泻痢。"《本草求原》:"治溲血、下血、诸血证,自汗、口燥咽干。"现代研究乌梅具有抗过敏作用。笔者多年来习用乌梅治疗某些过敏性疾病。如支气管哮喘、荨麻疹、过敏性鼻炎等。以过敏性鼻炎为例,就医者鼻塞、流清涕、打喷嚏,临床诊断过敏性鼻炎,中医辨证外感风寒,均可一用。

例:李×,男,6岁,患儿以鼻塞、流清涕、打喷嚏1周于2016年4月就医。患儿1周前以着凉为诱因鼻塞、流清涕、打喷嚏伴轻咳、干咳、咽痒。一般状佳,舌质淡红,舌苔薄白,脉滑。

西医诊断:过敏性鼻炎。

中医诊断:伤风。辨证外感风寒。以疏风通窍为治则。

方:羌活、防风、白芷、川芎、杏仁、白芍、桂枝、辛夷、苍耳子、薄荷、乌梅、甘草。方中羌活、防风、辛夷、苍耳子祛风寒、通鼻窍;桂枝、白芍辛散酸收,散风寒而育阴血;杏仁止咳平喘;川芎、白芷活血通经止痛;乌梅敛肺生津;薄荷疏风通窍;甘草和中。上方服3剂而愈。

# 小儿过敏性咳嗽治验

小儿过敏性咳嗽，只咳不喘为主证。病程迁延 4 周以上。一般不发热，有痰或无痰，多为阵发性咳嗽。有的学者认为是支气管哮喘前期阶段，或称之咳嗽变异性哮喘。多见于学龄前和学龄儿童。好发于季节交替时期。病因为过敏体质，过敏原不易查找，但与感染相关。

过敏性咳嗽，属中医外感咳嗽范畴。小儿素体娇嫩，正气虚弱，一旦风邪犯肺，瘀阻肺窍，病程迁延，经久不愈。依据风邪特点，有风寒犯肺、风热犯肺之分。

咳嗽为主证，风寒犯肺，伴有鼻塞，流清涕，喷嚏，无汗，面色黄，舌质淡红，舌苔薄白，脉浮紧；风热犯肺，或寒从热化，无流涕，或流黄涕，稠涕。咽部充血，面赤，舌质红，舌苔黄，脉浮数。治则以益气扶正，宣肺通窍。

自拟方：人参、黄芪、炙麻黄、杏仁、苏子、桑白皮、地骨皮、乌梅、五味子、甘草。寒邪束表加荆芥，配紫苑。风热表证加板蓝根、金银花。方中人参、黄芪健脾益气，培土生金，炙麻黄、杏仁、苏子、甘草宣肺肃降、敛肺止咳；桑白皮、地骨皮清肺瘀热；乌梅、五味子敛肺肃降。本证虽无喘息之症状，照用敛肺平喘之品。

# 小儿痄腮治验

痄腮，中医病名。西医为流行性腮腺炎，具有传染性和流行性，是非化脓性腮腺炎。而化脓性腮腺炎，由细菌引起，二者都归属中医痄腮之病。本文只述流行性腮腺炎。

祖国医学认为病因与风毒相关。《活幼心书》云："毒气蓄于皮肤，流结而为肿毒……多在腮颊之间，或耳根骨节之处。"本病是以耳垂为中心，腮腺肿胀为其特点。也可延及舌下腺、颌下腺。单侧发病，或两侧同时发病，或单侧相继发病。并发症多见睾丸炎。治则清热解毒、软坚散结。

笔者惯用黄连解毒汤《外台秘要》方加味。

方：柴胡、黄连、黄芩、黄柏、栀子、连翘、板蓝根、大青叶、浙贝母、桃仁、赤芍、生地黄、甘草。本方重在清热解毒。柴胡引经入少阳；黄连、黄芩、黄柏、栀子清利三焦；板蓝根、连翘、大青叶助清热解毒；浙贝母、桃仁、赤芍、生地黄凉血活血散结；甘草护胃和中。

例：郭×，男，6岁，患儿双侧以耳垂为中心肿胀3天为主诉，于2016年4月就医，病后无发热、饮食佳，二便调，视诊：双侧耳下腺硬肿，肤色如常，双侧颊黏膜腮腺管口充血，舌质红，舌苔薄白，脉滑。

西医诊断：流行性腮腺炎。

中医诊断：痄腮。辨证风毒痰湿，瘀结少阳。以上方化裁，服药7剂而愈。

# 婴幼儿迁延性腹泻施治六法

婴幼儿迁延性腹泻,指病程 2 周至 2 个月以内,本病多为虚中夹实证,正虚邪实。余治本病采用六法:益气、除湿、助阳、涩肠、清热、生津之法。酌情相互配合,收效满意。

目前临床资料,分型繁多,笔者仅分为脾肾虚寒型和下焦湿热型,前者为正虚证,后者为本虚标实证。"凡泻皆兼湿"湿为其标,均以淡渗利湿之品施治。"治湿不利其小便非其治也""利小便实大便"乃前人之经验之谈。笔者治疗脾肾虚寒型以益气、健脾、助阳为治则,以四君子汤《和剂局方》方,四神丸《内科摘要》方,五苓散《寒伤论》方三方化裁。方:人参、白术、茯苓、猪苓、泽泻、桂枝、补骨脂、肉豆蔻、吴茱萸、五味子、甘草。方中人参、白术、茯苓、猪苓、泽泻、甘草益气淡利;补骨脂、桂枝、吴茱萸温肾助阳;肉豆蔻、五味子止泻固肠。下焦湿热型,为阴虚之体,阴虚伤津为其本,湿热为其标,然治本养阴则碍湿邪滞留,而利湿伤阴又伤津。笔者以平甘微寒之品葛根、升麻、白芍伍沙参、麦冬、玉竹养阴,取其清中有养,佐淡渗之品以养阴不滞湿,利水不伤阴。本方由升麻葛根汤《阎氏小儿方论》,沙参麦门冬汤《温病条辨》,四苓散《明医指掌》三方化裁。固涩之品多用于虚寒型。

实践中六法互参。虚寒型侧重健脾助阳,佐以利湿固涩。下焦湿热型侧重清热生津,佐以益气利湿。一般选用 8~12 味药为宜。剂量随年龄增减。

**例 1**:哈××,男,11 个月,于 1979 年 8 月以腹泻 2 个月余住宁夏人民医院儿科,消化不良便,便日达 4~6 次,病程迁延 2 个月余,不发热,口不渴饮。神萎疲软,面色苍白,无脱水征,心肺正常,肝脾未及,舌质淡,舌苔薄白,指纹淡,末梢血象:血红蛋白76g/L,红细胞340万/mm³,白细胞7600/mm³,中性粒细胞55%,淋巴细胞45%。大便外观蛋黄色稀便,镜检白细胞3~5/HP,大量脂肪球。

西医诊断:消化不良并轻度贫血。

中医诊断:泄泻,辨证脾肾虚寒。以健脾利湿,温中涩肠为治则。

方:人参、白术、茯苓、猪苓、泽泻、补骨脂、肉豆蔻、吴茱萸、五味子、桂枝、甘草。上方先后服药9剂愈而出院。

**例2**:张×,男,1周岁,患儿以腹泻1月余,于1978年2月住宁夏人民医院儿科。消化不良样稀糊状便,有黏液,无脓血,日达6~7次,每次大便量少,阵发性哭闹,口渴不多饮,尿少。一般状佳,身热不扬,无脱水症,面黄,心肺正常,肝脾未及。

大便常规:外观黄色稀便,有黏液,镜检大量白细胞和少许脓球。

西医诊断:消化不良。

中医诊断:泄泻。辨证下焦湿热。以扶正祛邪,益气养阴,兼清湿热为治则。

方:人参、白术、沙参、麦冬、葛根、黄芩、升麻、茯苓、猪苓、泽泻、甘草。方中人参、白术、沙参、麦冬益气养阴;葛根、黄芩、升麻清热燥湿;茯苓、猪苓、泽泻淡渗利湿;甘草和中。服药9剂愈而出院。

综上所述,腹泻日久,必伤气伤阴。施治侧重益气存阴,正气复,邪气祛。

# 小儿水肿病施治琐谈

水肿,归属祖国医学水气病范畴,人体的水液运行,有赖于脏腑的气化作用,诸如肺为水之上源,通调水道;脾主运化,运化水湿;肾主水,肾气的气化、蒸腾为动力作用。外邪侵袭,脏腑功能失调,三焦决渎,膀胱气化不利,即可发生水肿,按病位可分为心水、肝水、脾水、肺水、肾水。

儿科常见的水肿病,小儿急性肾炎和肾病综合征。

## 1. 小儿急性肾炎

急性肾小球肾炎,简称肾炎。多数有前期感染,发病急,以血尿为主,伴有少尿,水肿和高血压,病程 1 年以内。水肿不严重,累计眼睑和颜面,晨起重,四肢有胀满感,可有指压痕。极少数有腹水、胸水、或心包积液。

急性肾炎致水肿,归属中医"水气病""肺水"范畴。其病因外感淫邪,侵袭肺、脾、肾,水湿停滞而水肿。病邪初起,首先犯肺,肺气虚损,卫表不固,淫邪侵袭,通调水道失司,水湿内停。以宣肺利水为治则。笔者习用方剂麻黄汤《伤寒论》方合防己黄芪汤《金匮要略》方化裁。

方:麻黄、杏仁、桂枝、甘草、紫苏、茯苓、泽泻、防己、黄芪、白术。本方具有宣肺利水、益气温经、调和营卫之功。浮肿消退,按其临床病症,进行辨证施治。

## 2. 肾病综合征

肾病综合征,由于肾小球滤过膜通透性增高,血浆蛋白大量漏出,大量蛋白质从尿中丢失。

临床具有四大特点：高度浮肿、大量蛋白尿、低蛋白血症、高胆固醇血症。大量蛋白尿和低蛋白血症是重要诊断依据。

水肿，属中医水气病范畴，历代医家从肺、脾、肾论述。《景岳全书》："凡水肿等证，乃肺脾肾三脏相干之病。盖水至阴，故其本在肾，水化于气，故其标在肺，水惟畏土，故其制在脾。今肺虚则气不化精而化水，脾虚则土不制水而反克，肾虚则水无所主而妄行。"

现代医学研究水肿的关键：大量蛋白质从尿中丢失，机体处于低蛋白质血症而水肿。笔者认为该病的治疗必须采取中西医结合，首先控制蛋白质丢失。

一则饮食疗法：以往高蛋白饮食，可使蛋白尿增加，促使肾小球硬化。现在主张低蛋白饮食，国内主张 $1.2g/(kg \cdot d)$，国外主张 $0.4 \sim 0.6g/(kg \cdot d)$，必须补给足够的氨基酸。热量不必过高。

二则肾上腺糖皮质激素的应用，尽管有某些副作用，或复发问题，但，是诱导蛋白消失的有效药物。

三则中医药的辨证施治，除可以消除水肿，也可治疗激素、免疫抑制剂引起的副作用。

笔者习惯用方：人参、白术、茯苓、猪苓、泽泻、生地黄、知母、黄柏、女贞子、山茱萸、元参、丹皮、赤芍、仙茅、仙灵脾、金樱子、枸杞子、益智仁、桑螵蛸、甘草。本方具有健脾利湿，凉血活血，固肾涩精功效。应用激素者，自汗、潮热，舌红少苔，脉弦数，重用滋阴、凉血、活血、祛瘀之品，佐以固肾涩精为宜。

# 小儿心肌炎治验

小儿心肌炎是心肌间质炎性细胞浸润,心肌坏死及变性。目前认为与病毒感染相关,病毒性心肌炎最为常见。临床表现轻重悬殊,重者出现心源性休克,或心衰;轻者可无任何症状。一般常见症状发热、咽痛、疲乏无力、自汗,年长儿自诉心悸,或心前区不适,水肿等。

心肌炎可归属祖国医学外感证范畴,当机体正气虚弱,淫邪侵袭而受病,风湿毒邪,从口鼻而入,伤及营血,营气通于心,心阴血虚为其本。治则以清营解毒、泄热护阴、滋阴凉血、养心安神。笔者习用清营汤《温病条辨》方加减。

方:炙黄芪、玄参、生地黄、丹皮、赤芍、麦冬、竹叶、金银花、连翘、炙甘草。方中炙黄芪、炙甘草益气升阳;玄参、生地黄、丹皮、赤芍滋阴凉血;金银花、连翘清热解毒;麦冬、竹叶清心除烦。

例:蒲××,女,4岁,患儿1周来汗出、叹息,不玩耍为主诉于1978年5月住宁夏人民医院儿科,余诊视患儿,精神萎靡不振,面色㿠白,头汗出,听诊双肺清晰,心音低钝,节律不齐,心率76次/min,舌质红,苔薄白,脉结代。X光片:心界不扩大,心影正常;双肺视野清晰。血生化:谷草转氨酶73u/L(参考值13~40u/L),乳酸脱氢酶418u/L(参考值115~220u/L),α-羟丁酸脱氢酶316u/L(参考值76~195u/L),肌酸激酶同工酶28u/L(参考值0~25u/L)。心电图:窦性心律,频发性房性早搏。诊断:疑似病毒性心肌炎。以上方化裁,服药2周后检测心肌酶正常范围,听诊早搏仍然频繁。以炙甘草汤《伤寒论》方加减。

方：炙甘草、人参、生地黄、麦冬、阿胶、桂枝、大枣、当归、白芍、沙参。方中重用炙甘草温经通脉；人参、大枣益气生血；当归、白芍、沙参、麦冬、阿胶、生地黄滋阴补血；桂枝通阳。本方化裁，服药 2 周，听诊心律齐，心电图正常。10 余年后偶遇患儿家长，随访病情再无复发。

# 小儿硬脑膜下腔积液治验

婴幼儿硬脑膜下腔积液,常常因颅内感染性疾病,如化脓性脑膜炎,或颅内非感染性疾病,如脑外伤、缺血缺氧性脑病并发症,渗出液积于硬脑膜下腔。本文于 1983~1994 年间共搜集本病 33 例,由于化脓性脑膜炎并发硬脑膜下腔积液, 构成比为 23/33, 而非感染性颅内疾病并发硬脑膜下腔积液占 10/33,采用中药治疗 18 例。同期住院患儿以抗生素、穿刺引流计 15 例,称西医组,穿刺平均数 9 次,中药组为 1.5 次。症状消失天数,西医组 15 天,中药组 6 天。西医组平均住院天数 31 天;中药组平均住院 20 天。西医组死亡 1 例,中药组死亡 0 例。

硬脑膜下腔积液,认为脑膜表面浅静炎性栓塞,导致局部脑膜血管渗透性增高,渗出液进入硬脑膜下腔,包裹所致。

祖国医学缺乏对该病的记载,笔者依据其感染和非感染因素,将其病因归结为两种情况。

其一,外感湿热之邪,正气所伤,湿热互结,湿热流注,伏于上焦,湿热久羁,瘀阻脉络而致病。

其二,婴幼儿素体亏虚,正气不足,脾虚不运,湿自内生,湿邪化热,湿热互结,伏于上焦而致病。二者均为正虚邪实,虚实夹杂之证。以健脾益气、清热解毒、凉血祛瘀为治则。

方:党参、白术、黄芩、黄连、栀子、败酱草、丹皮、赤芍、生地黄、桃仁、红花、土鳖虫等。随症加减用药,临床疗效满意。

　　**例**：女婴,3 个月龄,因化脓性脑膜炎并硬脑膜下腔积液已住院 3 周,应用抗生素治疗后,脑脊液常规化验已正常。但发热,烦躁不安,哭闹拒乳,先后行硬脑膜下腔穿刺 12 次,每次引出渗出液 10~20ml。余诊视患儿,神清,易激惹,舌质红,苔薄略黄,指纹暗紫。以上方化裁,每日 1 剂,鼻饲,共服药 12 剂,服药期间停止穿刺引流。热退,体温正常,哺乳佳,痊愈出院。

　　本组治疗重在清热燥湿、凉血活血,佐以健脾益气。

**妇产科医话**

# 月经先期从气血施治

月经先期指月经周期提前1周以上,病因多为气虚或血热。气虚证候为经量多,色淡质稀,伴神疲乏力,心悸气短。宜补气摄血施治,以归脾汤《济生方》加减:人参、黄芪、白术、茯苓、当归、熟地黄、山药、续断、煅牡蛎、木香、炙甘草。方中:人参、黄芪、白术、茯苓、山药、炙甘草健脾益气;当归、熟地黄养血;木香醒脾理气,补而不滞;煅牡蛎平肝固涩;续断固肾止血。血热证候,热有实热和虚热之分,其证为经量多,色鲜红或暗红。虚热者伴有颧红潮热,五心烦热,舌红无苔,脉细数;而实热者伴心中烦热、口渴口干,舌质红,苔黄,脉弦数。基础方:玄参、生地黄、丹皮、地骨皮、当归、白芍、阿胶、甘草。本方有养血凉血之功。虚热者加青蒿、鳖鱼、旱莲草;实热者加龙胆草、黄芩、栀子。如乳房胀痛,胸胁胀满及少腹隐痛加柴胡、郁金、川芎、香附疏肝解郁之品。气虚者加人参、黄芪。

例1:赵××,女,42岁,患者以月经不调为主诉于2016年5月10日就医。自诉半年来,不明诱因月经周期提前7~10d,有时1个月来2次月经。经量多,持续3~4d,色淡无血块,无腹痛,伴神疲乏力,末次月经2016年4月28日。舌质淡,舌苔薄白,脉细弱。

诊断:月经不调,月经先期,辨证为气血虚,以归脾汤方加减,连续治疗2周,第三诊时,月经周期26d来潮,经量正常。嘱每月来月经前1周就诊。相继治疗3个月经周期。回访半年月经正常。

例2:朱××,女,38岁,患者以月经不调为主诉于2016年5月19日就医,近 3 个月来月经提前 1 周左右,经量多,色暗红,有血块,持续 4~5d,伴少腹隐痛,口干口苦,经期乳房胀痛,末次月经 2016 年 5 月 8 日,舌质红,舌苔黄,脉弦数。

诊断:月经不调,月经先期,辨证肝气郁结,郁而化火。以疏肝解郁,清热凉血之法,以基础方加减用药。连续治疗 2 周,回诊时,本月周期 25d 来潮,嘱患者每月经前就诊,连续治疗 3 个月经周期。

# 月经后期施治琐谈

月经后期指月经错后 1 周以上。多因血虚、寒凝、气滞因素相关。施治以虚者补之,寒者温之,瘀者散之。以基础方剂加减用药。

方:柴胡、川芎、当归、白芍、熟地黄、益母草、桂枝、甘草。本方具有养血、理气、通经之功。气血虚者加党参(人参)、白术、黄芪、茯苓、何首乌、阿胶;温经加吴茱萸、干姜、小茴香、艾叶;理气祛瘀加郁金、香附、枳壳、刘寄奴。

例:姜×,女,42 岁,以月经不调为主诉于 2016 年 3 月 10 日就医,近 3 个月来月经错后 7~10d,经量少,色淡,少腹寒凉,隐隐作痛,带下清稀,末次月经 2016 年 2 月 1 日,目前月经未来潮,舌质淡苔薄白,脉细弱。急查血 HCG 阴性。

中医诊断:月经不调,月经后期,辨证气血亏虚、寒凝气滞,以益气养血,理气温经之法则。以上方化裁,服药 5 剂,第二诊时,服药后第三天月经来潮,继续服 5 剂。嘱患者下诊于月经前 1 周,连续治疗 3 个月经周期。回访患者治疗后 3 个月来周期 30 天按时来潮。

# 月经先后不定期从肝肾论治

　　月经先后不定期,指周期不定期,有时提前或错后。病因多为肝气郁结,或肾虚所致。肝主疏泄,喜条达。情志不舒,肝气郁结,肝郁化火,血热妄行,月经先期;肝郁气滞,气滞血瘀,则月经后期见证。肾气虚损,摄纳无权,则月经提前。或肾阳亏虚,温煦不能,寒凝气滞,气血不畅,月经后延。或肾精不足,精血亏损,月经后延。治疗时以疏肝解郁,固肾调经为治则。

　　方:柴胡、川芎、香附、枳壳、当归、白芍、赤芍、熟地黄、山药、茯苓、菟丝子、续断、益母草、甘草。方中:柴胡、川芎、香附、枳壳疏肝理气;当归、白芍、熟地黄、山药、茯苓益气养血;赤芍、益母草活血通络;菟丝子、续断益补肝肾。甘草和中。气虚加人参、白术、黄芪、黄精;血虚加阿胶、何首乌;温补肾阳选加附子、肉桂、覆盆子、仙灵脾、巴戟天、肉苁蓉;滋补肾阴用女贞子、山茱萸、枸杞子;温经散寒加吴茱萸、桂枝、干姜、小茴香;理气止痛选加元胡、陈皮、青皮;虚热选加丹皮、地骨皮、青蒿、旱莲草;实热选加黄芩、黄柏。实热宜清热凉血,虚热宜滋阴凉血,寒者温经散寒,气血虚宜补气养血,气滞者行气解郁,血瘀者活血祛瘀。经期清热不宜大苦大寒,祛瘀不宜破血。

　　例:马×,女,36岁,以近3个月来月经先后不定期为主诉于2015年5月26日就医,患者以情志不舒为诱因,近3个月来月经先后不定期,经量少,色暗红,乳房胀痛,少腹寒凉,末次月经2015年4月15日,舌质淡红,苔薄白,脉弦。

　　中医诊断:月经不调,先后不定期。辨证肝郁气滞,肾气亏虚。以疏肝理气,固肾调经为治则。以上方化裁,首付中药 7 剂。第二诊时,自诉服药后第四天月经来潮,量少,伴少腹隐痛,舌质淡红,舌苔薄白,脉弦滑。调整上方继续服 7 剂,嘱患者每月于月经来前 1 周复诊,相继治疗 3 个月。回访患者半年来月经正常。

# 月经淋漓不绝者施治重用人参

在现代医学中"功能性子宫出血"，中医称"崩漏"，经血暴下，为崩；淋漓不绝者为漏。并认为崩漏证虚者为多，以气血阴阳俱虚为重要因素。与脏腑之脾不统血，肝不藏血，肾不封固相关。治则多以益气健脾，养血柔肝，补肾填精大法。笔者重用人参，黄芪治疗该证，取得成效。

**例**：刘××，女，42岁，患者以经血淋漓不绝10余天为主诉于2016年3月8日就医，末次月经2016年2月20日，至今淋漓不绝，伴乏力倦怠，自汗，动则尤甚，畏寒怯冷，腰膝酸困，二便调，面色萎黄。

B超示：子宫及双侧附件区均无异常。舌质淡，舌苔薄白，脉细弱。

西医诊断：功能性子宫出血。

中医诊断：崩漏，辨证脾肾两虚。以健脾益肾，益气摄血，温肾固涩为治则。

方：人参、黄芪、白术、熟地黄、当归、白芍、何首乌、阿胶、三七粉、仙鹤草、升麻、煅龙骨、煅牡蛎、炙甘草、菟丝子、鹿角霜。方中重用人参、黄芪。配白术、升麻、炙甘草益气升阳；当归、白芍、熟地黄、阿胶、何首乌养血柔肝；三七粉、仙鹤草、煅龙骨、煅牡蛎止血固涩；菟丝子、鹿角霜温肾止血。服中药5剂，第二诊时，自诉血止，继续服5剂回访病情稳定，嘱月经前就诊，连续治疗3个月。

# 闭经施治以扶正祛邪为治则

女子超过18岁月经仍不至,或月经周期3个月以上未来潮,而非妊娠或哺乳期者称之闭经。多为虚中夹实之证候,虚为精血亏虚、脾虚或肝肾不足。邪实多为气滞血瘀,痰湿内阻。施治时,扶正祛邪,兼顾为之。笔者习用以黄芪、炙甘草、人参(或党参)、白术、茯苓、山药健脾益气;女贞子、山茱萸、菟丝子、附子、肉桂固肾填精;当归、白芍、熟地黄、阿胶、龟板胶、养血柔肝;丹参、桃仁、红花、柴胡、郁金、鸡血藤、泽兰、木香、香附、青皮、陈皮、牛膝、川芎、莪术理气活血。

例:李××,女,30岁,患者以近3个月月经未至为主诉于2000年4月26日就医,患者近2年来,月经周期逐渐后延,量少,色淡红,近3个月来,月经未至,自觉心烦易怒,胸胁满闷,少腹胀痛,二便调,末次月经2000年1月6日,尿检HCG阴性。

B超:子宫轮廓清晰,形态规则,肌壁回声分布均匀,内膜浅居,双侧附件区未见明显异常回声。血雌激素六项检测均正常。舌质淡、苔薄白,脉细弱。

中医诊断:闭经。

辨证:气血亏虚,脾肾两虚,气滞血瘀。以健脾益肾,行气祛瘀治则。

方:人参、黄芪、熟地黄、白芍、香附、当归、鸡血藤、益母草,菟丝子、女贞子、桃仁、红花、牛膝、甘草。方中以人参、黄芪、熟地黄、白芍、当归补气生血;香附、鸡血藤、益母草、桃仁、红花行气活血;牛膝引血下引,甘草和中,菟丝子、女贞子固肾填精。先后服药14剂,月经来潮,嘱患者每月经前复诊,连续复诊3个月,回访半年,月经按月来潮。

# 少腹逐瘀汤治痛经

经期,或行经前后,少腹疼痛并随着经期而发作,称之痛经。多与气滞血瘀或寒凝因素相关。笔者以《医林改错》少腹逐瘀汤方加减施治,疗效满意。

**例**:李××,女,22 岁,患者以近 2 个月经期少腹疼痛为主诉于 2016 年 7 月 15 日就诊。自诉近 2 个月来经期前 1~2d,少腹隐痛,本次月经于 2016 年 7 月 14 日来潮,经前 1d 至今少腹隐痛,伴腰痛,经量少,色暗红,血块少量,少腹寒凉。舌淡红、苔薄白脉弦滑。

中医诊断:痛经,辨证为气滞血瘀,以活血祛瘀,温经散寒为治则。

方:元胡、川芎、当归、白芍、生蒲黄、五灵脂、桃仁、红花、香附、肉桂、小茴香、干姜、甘草。服药 3 剂,二诊时腹痛缓解,嘱下月经前就诊,复诊 3 次。回访而愈。少腹逐瘀汤出自《医林改错》,主治血瘀少腹,气滞不舒,经期腰酸腹痛,色暗血块。笔者用之,甚效。

# 更年期综合征从肾论治

更年期综合征(围绝经期综合征),系女子45~52岁,为自然绝经期,称更年期或围绝经期。肾气渐衰,天癸将竭的过渡时期。祖国医学对本病无记载。可归属为"月经不调""潮热""心悸""眩晕"等范畴。肾为先天之本、内藏元阴、元阳,肾气渐衰,阴阳失衡,肾阴不足,阳失潜藏,阴虚阳亢。肾阳不足,命门火衰,阳虚则寒。肾虚可致心、肝、脾脏腑失调,临床出现一系列错综复杂证候群。面部烘热,全身潮热,自汗盗汗,心烦易怒,或情志抑郁。或头昏目眩,耳鸣脑鸣,或失眠不寐,腰膝酸软,或月经周期错乱等诸多症状。辨证以肾虚为本,兼顾气、血、阴、阳失衡和心、肝、脾诸脏腑失调之候。治则从肾论治,如阴虚阳亢者,重在滋补肾阴,佐以平肝潜阳,或养心安神,或滋阴凉血。肾阳不足者重在温补肾阳,佐以健脾益气。依据临床证候不同,选加诸药。健脾益气,选加人参、党参、白术、茯苓、炙甘草、大枣等;滋阴养血选加沙参、麦冬、玉竹、花粉、熟地黄、白芍、阿胶、何首乌等;滋补肾阴选加山茱萸,枸杞子、女贞子、鳖甲、龟板等;温肾助阳选加肉苁蓉、仙茅、附子、肉桂、淫羊藿、杜仲等;平肝潜阳选加龙骨、牡蛎、磁石等;养血安神选加酸枣仁、柏子仁、远志,合欢皮等;滋阴凉血选加生地黄、丹皮、玄参、地骨皮、赤芍等;清热泻火选加栀子、黄柏、知母等。

**例:**黄××,女,48岁,患者以阵发性潮热月余为主诉于 2016 年 4 月 7 日就医,一年来,月经周期紊乱,先后不定期,经量少,近 1 个月来阵发性潮热,汗出,每日发作 1~2 次,时间不定,自行缓解,伴心烦易怒,失眠多梦,头昏耳鸣,二便调,舌质红,少苔,脉弦。

西医诊断:更年期综合征。

中医诊断:潮热。辨证阴虚阳亢,为肾阴虚损,虚火炽盛之候。以滋阴凉血为治则。

方:黄芪、玄参、生地黄、丹皮、赤芍、当归、熟地黄、白芍、酸枣仁、柏子仁、五味子、女贞子、山茱萸、桑叶、煅龙骨、煅牡蛎、甘草。方中女贞子,山茱萸,元参、生地黄、丹皮、赤芍滋阴清热;当归、熟地黄、酸枣仁、柏子仁、五味子养血安神;煅龙骨、煅牡蛎平肝潜阳涩汗;黄芪配桑叶益气宣肺、止汗;甘草和中。服上方7剂,二诊时潮热、汗出、头昏耳鸣好转,睡眠改善,继续服7剂,回访已愈。

# 活血化瘀之法施治宫外孕

汤××,女,26岁,患者因"宫外孕",腹痛2d为主诉于2015年4月28日,由本院妇科介绍我门诊就医,患者停经60d,少腹疼痛2d,本院妇科确诊为"宫外孕"。病人要求中医诊治故转我科,患者2周来,阴道不规律少量流血,色暗紫,2d来少腹疼痛,尚能忍受,腹部检查,全腹软,左下腹压痛,无反跳痛,B超示,子宫角左侧探查5cm×5cm包块,回声不均质,血流信号活跃。提示宫外孕。精神尚可、面色萎黄、舌质淡红、舌苔薄白,脉弦滑。

西医诊断:宫外孕。

中医诊断:腹痛、积证。辨证气滞血瘀。以活血化瘀为治则。

方:人参、黄芪、当归、白芍、川芎、丹参、三棱、莪术、土鳖虫、桃仁、红花、乳香、没药、牛膝、甘草。本方具有益气养血,行气破血散瘀之功。服上方3剂,二诊时,腹痛减轻,左下腹轻微压痛。本方继续服7剂。第三诊时,调整上方继续服7剂,回诊时自诉已愈。尿HCG阴性。

# 慢性盆腔炎以活血祛瘀施治

慢性盆腔炎指盆腔器官慢性炎症,祖国医学对本病无记载,由于临床症状不同,可归属"带下""腹痛""月经不调""癥瘕"等范畴。

病因病机,久病正气亏虚,寒凝下焦,胞脉阻遏、气滞血瘀为病。为正虚邪实之证。临床见证,少腹、腰骶疼痛,喜暖喜按,肛门坠胀,带下清稀,或伴月经周期紊乱,痛经,或腹部包块。B超检查可有盆腔少量积液,以温经散寒、活血祛瘀为治则。笔者习用《金匮要略》温经汤方加减。

方:人参、当归、白芍、阿胶、川芎、香附、吴茱萸、桂枝、乳香、没药,蛇床子、干姜、甘草。方中人参、甘草益气和胃;当归、白芍、阿胶养血调经;川芎、香附、乳香、没药行气活血;吴茱萸、干姜、桂枝温经止痛;蛇床子温肾止带。血得温而行,血行瘀自消。

例:吴××,女,38岁,以少腹隐隐作痛,反复发作2年为主诉于2016年1月21日就医。患者2年来,以着凉为诱因少腹隐隐作痛,时好时犯,喜暖喜按,带下清稀伴阴痒。曾于本院专科医师诊治,诊断"慢性盆腔炎"。余诊视患者,神清,面色萎黄、腹软,下腹压痛,未触及包块,舌质淡,苔薄白,脉弦细。

西医诊断:慢性盆腔炎。

中医诊断:腹痛。辨证为寒凝下焦,气滞血瘀。以温经散寒,活血祛瘀为治则。以上方化裁,相继治疗月余,回访病情缓解,一年来无复发。

# 产后少乳从血分论治

中医认为乳汁为血所化生。薛立斋《妇科撮要》云："血者水谷之精气，和五脏，洒陈六腑，在男子则化为精，在女子则上为乳，下为月水。"产后少乳，与肝脾脏腑功能失调相关，脾虚气血化生无源；肝郁气滞，气血运行不畅。施治时以疏肝健脾，养血和血，理气活血为治则。

方：柴胡、郁金、川芎、当归、白芍、阿胶、熟地黄、香附、青皮、王不留行、穿山甲(珠)、路路通、木通、甘草。方中：柴胡、郁金、川芎、香附、青皮行气；当归、白芍、阿胶、熟地黄养血；王不留行、穿山甲(珠)、木通、路路通活血、利水、下乳，甘草和中。本方具有活血化瘀，通络下乳之功效。气虚者重用黄芪，纳呆加谷芽、砂仁。

例：张××，女，26岁，患者以产后1周少乳为主诉于2016年6月24日就医。自诉产后少乳而心急，食欲可，二便调。睡眠欠佳。余诊视患者，神清，面色红润，舌质红，苔薄白，脉弦滑。

诊断：产后少乳，辨证气血瘀滞，乳汁不足。以上方7剂，口服，回访乳量增多而充足。

## 皮肤科医话

# 慢性湿疹施治琐谈

慢性湿疹可归属祖国医学"干癣""痼疮""湿臁疮"等范畴。认为素体脾虚，脾虚不运，湿自内生，湿邪化热、湿热相合，复感风邪。湿、热、风三邪相合，浸润肌肤，气滞血瘀而致病。慢性湿疹临床特点：皮肤损害比较局限，皮肤粗糙。疮形浸润肥厚，疮色暗红，或淡红，脱屑剧痒；或呈苔癣样改变。皮损多为对称性损害，以四肢、手足、股部、外阴或肛门周围多见，施治以养血活血、祛风润燥为治则。笔者习用《和剂局方》四物汤加味。

方：熟地黄、白芍、当归、川芎、桃仁、红花、赤芍、生地黄、乳香、没药、黄芪、防风、荆芥、秦艽、乌梅、甘草。方中熟地黄、白芍、当归、乌梅养血润燥；川芎、赤芍、生地黄、桃仁、红花、乳香、没药凉血活血；防风、荆芥，秦艽祛风止痒；黄芪、甘草固卫和中。本方具有养血润燥、活血祛风之功效。

例：胡××，男，46岁，以双下肢皮损2年为主诉于2016年6月10日就医，患者近2年来，双小腿外侧皮损，瘙痒，缠绵不愈，于××院皮肤科诊治。诊断："慢性湿疹"，余诊视患者，检查患者，于两小腿胫外侧散在点片状皮损，呈丘疹样，或硬币大小片状皮损，7~8处，略突出皮肤、淡粉色、覆有鳞屑。舌质淡红，舌苔薄白，脉弦。

西医诊断：慢性湿疹。

中医诊断：干癣。辨证风热血燥，气滞血瘀。以上方化裁，先后治疗2个月余皮损消退，遗有色素沉着。

# 玫瑰糠疹以风温邪毒论治

玫瑰糠疹发病原因不明,倾向于病毒感染,多以躯干或四肢近端出现淡红色或玫瑰红色圆形或椭圆形鳞屑斑疹,对称成片分布,疹间可见正常皮肤,微痒。消退后不留痕迹。发病急,进展快,皮疹红而痒,具有风邪致病,"数行善变"特点,可归属外感证,风温邪毒致病,故以疏风养血凉血施治甚效。

**例:**鹿××,男,36 岁,以全身皮疹 2 周为主诉于 2016 年 3 月 4 日就医,自诉近 2 周来不明诱因前胸、后背出现淡红色皮疹、微痒,曾于××医院皮肤科诊断"玫瑰糠疹",治疗无好转就诊。余诊视患者,躯干前、后大片状淡红色皮疹,疹形呈榆树叶大小,相互融合成片,疹间可见正常皮肤,压之不褪色,覆有糠皮样鳞屑。舌质红,苔薄白,脉弦。

西医诊断:玫瑰糠疹。

中医诊断:外感风温邪毒。辨证热入营血,以清营凉血为治则。笔者选用《温病条辨》清营汤方加减。

**方:**金银花、连翘、黄芩、黄连、玄参、生地黄、丹皮、赤芍、麦冬、竹叶、甘草、紫草、白蒺藜、菊花。方中金银花,连翘、黄芩、黄连清热解毒;玄参、麦冬、生地黄、丹皮、赤芍清营凉血;紫草、白蒺藜、菊花疏散风温之邪,竹叶清热利水为引和药;甘草护胃和中。以上方化裁、首服 7 剂,二诊时皮疹色淡、渐消退,守方继续服 7 剂而愈。

# 急性荨麻疹从风邪论治

急性荨麻疹现代医学认为与变态反应相关,祖国医学称"风疹块,"因时隐时现,又称"隐疹"。其病因认为营卫虚疏,风热、风寒淫邪,客侵肌腠而致病。风寒、风热之辨,风疹块色淡或苍白,遇冷或风吹而发为风寒证;若色红,遇热或出汗而起,为风热证。治则当以祛风为首兼顾养血、活血,俗称"治风先治血,血行风自灭。"笔者习以《济阴纲目》桃仁四物汤方加味。

方:桃仁、红花、当归、白芍、川芎、熟地黄、黄芪、乌梅、五味子为基础方,本方有养血滋阴、活血祛风之功。风寒者以疏风散寒选加防风、麻黄、桂枝、羌活、独活、细辛;风热者疏散风热,选加银花、连翘、桑叶、菊花、蝉衣、薄荷等。

例:韦××,男,34 岁,以身起"风团"疹块,瘙痒 1 周为主诉于 2016 年 2 月 26 日就医。1 周来以着凉为诱因周身皮肤起风团样皮损,瘙痒,时隐时现,遇风尤甚。余诊视患者,于躯干及四肢散发风团样皮损,呈 5 分硬币大小不等,肤色淡,略突出皮肤,舌质淡红,舌苔薄白,脉弦。

西医诊断:急性荨麻疹。

中医诊断:隐疹。辨证风寒袭表。以疏风解肌,调和营卫,温经散寒治则。

方:黄芪、当归、白芍、川芎、熟地黄、桃仁、红花、乌梅、五味子、羌活、防风、桂枝、甘草。方中以黄芪固卫,当归、白芍、熟地黄、乌梅、五味子滋阴养血,川芎、桃仁、红花行气活血;白芍伍桂枝酸收辛散,调和营卫;羌活伍防风祛风散寒,甘草和中护胃。以上方 4 剂,二诊时,病情稳定,偶有新疹出现,守方继续服 4 剂,回访已愈。

**例**:华××,女,45岁,身现风团样皮损3d为主诉于2015年7月15日就医,近3d来身起风团样皮损,时隐时现,剧痒,汗出尤甚。余诊视患者,前胸、后背多处现风团样皮损,粉红色,呈小片状,边界清楚,边缘突出皮肤。舌质红,苔薄白,脉弦滑。

西医诊断:急性荨麻疹。

中医诊断:瘾诊。辨证风热袭表。以疏散风热,活血凉血为治则。

方:黄芪、当归、赤芍、生地黄、桃仁、红花、乌梅、五味子、丹皮、金银花、连翘、蝉衣、桑叶、甘草。方中黄芪固卫;当归、生地黄、丹皮、赤芍、桃仁、红花凉血活血;乌梅、五味子酸收敛肺;金银花、连翘、蝉衣、桑叶疏散风热;甘草护胃和中。上方4剂,二诊时,病情稳定,治疗半月而愈。笔者以"肺合皮毛"理论,习用乌梅、五味子酸收敛肺,肺气平,腠理固。

# 慢性荨麻疹以气血论治刍议

　　慢性荨麻疹指病程反复，迁延数月或更长时间。素体气血虚，或阴虚火旺、血热血瘀；风寒或风热乘虚而入致病。以益气养血、疏风活血为治则。以八珍汤《正体类要》为加减。

　　方：党参、白术、茯苓、熟地黄、当归、白芍、川芎、甘草。本方以益气补血。风寒者加麻黄、桂枝；风热者加金银花、连翘；血瘀加桃仁、红花；表虚加黄芪、防风；血虚加何首乌、阿胶；隐疹久发不愈加蜈蚣、全蝎等祛风、搜剔之品；湿热盛者加苦参、黄芩；敛肺固涩加乌梅、五味子；祛风加荆芥、白蒺藜。

　　例：黄××，男，46 岁，患者以风团样皮损反复发作 3 个月之久为主诉，于 2010 年 4 月 16 日就医。患者近 3 个月来以迎风，着凉为诱因，身现风团样皮损，剧痒，时隐时现，反复发作。余诊视患者，前胸、后背散发风团样皮损，色淡，突出皮肤，边界清楚。舌质红，苔薄白，脉弦。

　　西医诊断：慢性荨麻诊。

　　中医诊断：隐疹。辨证气血亏虚，风寒袭表，气滞血瘀。以益气养血，行气活血，疏散风寒为治则。

　　方：黄芪、党参、白术、茯苓、熟地黄、白芍、当归、乌梅、五味子、麻黄、桂枝、防风、川芎、甘草。方中黄芪、党参、白术、茯苓健脾益气，熟地黄、白芍、当归养血；川芎行气活血；防风、麻黄、桂枝疏风散寒，乌梅、五味子敛肺固涩；甘草护胃和中。上方化裁先后治疗 1 个月临床治愈。

# 皮肤瘙痒症中医施治琐淡

皮肤瘙痒症,古称"风瘙痒",仅指皮肤瘙痒,无疹疥疮者。《外科证治全书》云:"遍身瘙痒,并无疹疥,搔之不止。"病因多为外受风邪,内病血分为病。《诸病源候·妇人杂病诸候·风瘙痒候》曰:"风瘙痒者,是体虚受风,风入腠理,与血相博,而俱往来于皮肤之间、邪气微,不能冲击为痛,故旦瘙痒也。"外邪为风寒、风热、或风湿。内病为血,血热生风、血虚生风,血瘀生风。以养血,凉血,活血安内;疏风燥湿祛邪为治则。选《和剂局方》四物汤以当归、熟地黄、白芍、川芎养血行气治其本。外邪驱之治其标。风寒选加防风、荆芥、白芷、羌活、麻黄、桂枝疏散风寒;风热选加金银花、连翘、黄芩、黄连、蒲公英、败酱草搜风清热;地肤子、白藓皮、羌活、苍术祛风化湿;以玄参、生地黄、丹皮、赤芍凉血活血;龙骨、牡蛎、白蒺藜熄风止痒;何首乌、天门冬、麦冬、花粉、乌梅、五味子,养血润燥。

**例:**徐××,男,56岁,患者以全身皮肤瘙痒1周为主诉于2016年2月19日就医。患者1周来全身皮肤瘙痒,遇冷尤甚,睡前宽衣后,全身皮肤瘙痒而搔抓,热毛巾擦拭稍缓。余诊视患者,皮肤多处搔痕,无皮疹。舌质红,苔薄白,脉弦。

西医诊断:皮肤瘙痒症。

中医诊断:风瘙痒。辨证气血亏虚,血虚生风,风寒袭表。以养血活血、疏散风寒为治则。

方:黄芪、当归、白芍、熟地黄、川芎、防风、羌活、桂枝、何首乌、麦冬、花粉、乌梅、五味子、甘草。方中黄芪固卫;当归、白芍、熟地黄、麦冬、花粉、何首乌、乌梅、五味子养血润燥止痒;川芎行气活血;防风、羌活、桂枝疏风散寒;甘草和中。共两诊,服药8剂而愈。

# 龙胆泻肝汤治疗带状疱疹

带状疱疹中医称缠腰火丹,俗称"蜘蛛疮"。本病骤然发病,沿周围神经分布区出现集簇性水疱,排列呈带状伴有神经痛。现代医学认为与水痘同一病毒引起不同临床表现。

笔者以龙胆泻肝汤治疗本病,疗效满意。

**例**:王××,男,42岁,患者以左胁部起水疱2d为主诉于2016年5月27日就医。2d前患者左胁部刺痛,1d后起淡红色丘疹,继而成水疱,集簇成群,剧痛,难以忍受。余诊视患者,于左胁4~6肋可见手掌面积大小,集群小水疱,周边充血水肿。舌质红,舌苔薄略黄,脉弦。

西医诊断:带状疱疹。

中医诊断:缠腰火丹,辨证湿毒化火,瘀阻肝脉、气滞血瘀。以龙胆泻肝汤方化裁。

方:龙胆草、栀子、黄芩、柴胡、生地黄、泽泻、车前子、当归、木通、甘草、黄芪、三七粉、延胡索。龙胆草配黄芩、栀子苦寒泄热;泽泻、木通、车前子清热利湿;当归、生地黄养血滋阴;柴胡疏肝清热,甘草护胃和中;黄芪固卫益气;三七、延胡索活血止痛。首诊服药7剂;二诊自诉痛减,无新皮损出现,效不更方,继续服7剂;第三诊时水疱萎缩,逐渐结痂,神经痛尚能忍受,上方加天麻,勾藤、僵蚕、地龙熄风止痛。继续服5剂。回访已愈。

龙胆泻肝汤《医方集解》方,为泻肝胆实火而立方,笔者以此方加味,治疗带状疱疹收效。带状疱疹乃湿毒化火,循肝经致病。以此为泻肝胆实火,活血祛瘀,平肝熄风,止痛甚至。

# 银屑病从血分施治

银屑病俗称牛皮癣,中医称之白疕,是一种特征性红斑鳞屑性皮肤病。病因学尚不清楚,认为与遗传、感染、免疫、代谢与内分泌障碍相关。中医认为本病是风邪夹湿毒,客于肌肤。致血热、血燥、血瘀,或脏腑功能失调而发病,笔者从血分施治有效。

**例:**王××,男,36 岁,患者既往有银屑病史 5~6 年,多方求医,病情无好转。于 2015 年 7 月于本科就医,余诊视患者,头皮部分呈现大片状皮损,灰白色鳞屑覆着,皮损之间无正常头皮,全身皮肤如常。舌质红,苔薄白,脉弦。

西医诊断:寻常型银屑病。

中医诊断:白疕。辨证风邪夹湿,夹热三邪相结,伤及气血,血热血燥,气滞血瘀致病,以清热解毒,养血润燥,行气祛瘀为治则。

方:黄芪、生地黄、熟地黄、赤芍、白芍、当归、何首乌、玄参、丹参、丹皮、川芎、三棱、莪术、土鳖虫、苦参、白藓皮、地肤子、黄芩、白花蛇舌草、甘草。方中黄芪益气固卫;熟地黄、当归、白芍、何首乌,养血润燥;玄参、丹参、生地黄、丹皮、赤芍凉血活血;川芎、三棱、莪术、土鳖虫行气破血祛瘀;苦参、白藓皮、地肤子、黄芩、白花蛇舌草清热解毒;甘草和中。上方化裁相继治疗 2 个月,皮损消退,毛发无脱落,回访 1 年无复发。

笔者认为热毒始终贯穿疾病全过程,重于清热凉血;苦寒清热之品伤气伤阴,可选加党参、白术、玉竹、花粉益气滋阴之品。

# 以清热解毒施治寻常痤疮治验

寻常痤疮是一种毛囊皮脂腺慢性炎症性疾病,中医称"肺风粉刺",目前认为本病是由于雄性激素量分泌过多使皮脂腺肥大，皮脂腺分泌物增多,皮脂腺导管角化栓塞,皮脂积于毛囊内形成脂栓,在厌氧的条件下,毛囊内细菌的作用引起毛囊炎性反应所致,或形成粉刺,丘疹、结节、或囊肿皮损。好发于青年男女面部,或前胸后背。

中医认为病因与过食肥甘,痰湿内生;或湿热淫邪犯肺,湿热互结,致皮肤,腠理闭塞而致病。以疏风宣肺,清热解毒为治则。

**例**:奚××,男,24 岁,以面部皮损 2 周为主诉于 2016 年 6 月 17 日就医。以前额、面颊多发性丘疹样皮损,或粉刺,挤压之有黄白色膏样物排出。舌质红,苔薄白,脉滑。

西医诊断:寻常痤疮。

中医诊断:肺风粉刺。辨证风热夹湿,侵袭皮毛,肌腠瘀塞而致病。以清热解毒,活血祛瘀为治则。

**方**:黄芪、党参、玄参、生地黄、丹皮、赤芍、金银花、连翘、黄芩、败酱草、蒲公英、紫花地丁、甘草。方中玄参、生地黄、丹皮、赤芍凉血活血;黄芪固卫,开泄腠理;党参、甘草护胃和中,以防苦寒之品伤阴伤气;笔者重用清热解毒之品金银花、连翘、黄芩、败酱草、蒲公英、紫花地丁以清热解毒、苦寒燥湿。上方化裁治疗 2 周而愈。

**耳鼻喉科医话**

# 九味羌活汤治疗过敏性鼻炎

过敏性鼻炎,机体对某些变应原敏感性增高,呈现以鼻黏膜病变为主的一种变态反应性疾病,又称变态反应性鼻炎,过敏原难以查寻。临床以鼻塞、流清涕、打喷嚏,或伴咽痒、干咳、头痛等。可归属祖国医学外感风寒范畴。

笔者以《此事难知》方九味羌活汤加味,治疗过敏性鼻炎,疗效满意。

方:羌活、防风、苍术、细辛、白芷、川芎、黄芩、生地黄、甘草、苍耳子、辛夷、白蒺藜。方中羌活、防风、苍术、白芷祛风胜湿;生地黄、黄芩养阴清热,以防辛燥伤阴;川芎、细辛散寒祛痛;辛夷、苍耳子,白蒺藜祛风通窍、甘草和中。胸胁满闷、咳喘者加枳壳、桔梗、杏仁、厚朴;里热甚、口干舌燥去苍术、细辛,灵活加减。

**例**:刘××,男,40岁,以鼻塞流涕打喷嚏1周为主诉于2016年4月就医。既往有支气管哮喘病史,近1周来以着凉为诱因,鼻塞流涕、打喷嚏,晨起尤甚,伴干咳、胸闷、头痛、无发热、二便调。舌质红苔薄,脉弦滑。

西医诊断:过敏性鼻炎。

中医诊断:伤风。辨证外感风寒,以疏散风寒、祛风通窍治则,以上方化裁,2周而愈。

# 清肺泻热治失音

失音指声音嘶哑,或不能发音,常见急性喉炎、慢性喉炎或其他喉部疾病。本文仅指急性喉炎所致失音之证。

例:王××,女,24岁,幼儿老师。患者以失音1周为主诉于2016年7月14日就医。1周前不明诱因突然声音嘶哑,2d后逐渐失音,病后无发热,不咳、无咽痛、无呼吸困难。二便通调。于宁夏人民医院五官科喉镜检查"双侧声带充血水肿,闭合不全"。余诊视患者,呼吸平稳、重扬无声,舌质红,苔薄略黄,脉弦滑。

西医诊断:急性喉炎。

中医诊断:失音。辨证风热犯肺、肺火壅盛。疏散风热、泻肺开音治则。

方:金银花、连翘、桑叶、菊花、桔梗、知母、浙贝母、桑白皮、黄芩、地骨皮、栀子、蝉衣、玄参、生地黄、赤芍、甘草。方中金银花、连翘、桑叶、菊花疏风散热;桔梗伍甘草清热利咽;玄参、生地黄、赤芍、浙贝母、知母凉血活血;黄芩、桑白皮、地骨皮、栀子清泻肺火;蝉衣疏风开音。上方化裁,配合雾化和静音2周而愈。

**眼科医话**

# 眼底出血施治

眼底出血，不是独立疾病，是视网膜疾病并发症之一。本文所指动脉硬化性视网膜病变并眼底出血。以益气摄血、滋阴凉血，活血止血施治有效。

**例**：吴××，男，65 岁，患者以右眼视物不清 2 周为主诉，于 2016 年 5 月 20 日就医，患者既往有高血压病史 2 年，服降压药治疗，血压平稳。2 周前突然右眼视物不清，于自治区人民医院眼科诊治，右眼光感视力，左眼 0.6。舌质暗红苔薄白脉弦。

西医诊断："动脉硬化性视网膜病变并出血"。

中医诊断：失明（右），血证。辨证气阴两虚，血不循经。以健脾益气，滋阴凉血、活血止血治则。

**方**：黄芪、人参、白术、茯苓、当归、白芍、阿胶、川芎、熟地黄、生地黄、仙鹤草、茜草、大蓟、赤芍、甘草。方中黄芪、人参、白术、茯苓、甘草益气摄血；当归、白芍、阿胶、熟地黄滋阴养血；川芎、赤芍、生地黄、仙鹤草、茜草、大蓟凉血活血止血。

上方化裁、治疗 1 个月，右眼视力达 0.15。

# 口腔科医话

# 复发性口腔溃疡治验

复发性口腔炎,病因不明,目前倾向与自身免疫相关。中医称之"口疮",病因与心脾瘀热相关,《外台秘要》云:"心脾有热常患口疮,"《圣济总录》云:"口疮者心脾有热,气冲上焦,熏发口舌故作疮也。"火有虚实之分,虚火多为胃阴不足,肾阴亏损。实火多为胃中实火。

复发性口腔炎,反复再发,病程迁延,多为虚火,胃阴不足,肾阴亏虚为其本,虚火上扰为其标。施治以养阴清热,引火归元。笔者以脾胃同治,《温病条辨》沙参麦门冬汤方加减。

方:沙参、麦冬、玉竹、花粉、桑叶、山茱萸、女贞子、生地黄、熟地黄、丹皮、肉桂、甘草。方中沙参、麦冬、玉竹、花粉养胃生津;女贞子、山茱萸、熟地黄养血益精;生地黄、丹皮、桑叶轻宣燥热;甘草护胃和中,肉桂引火归元。虚热重者加知母、黄柏、旱莲草;气虚者加黄芪、党参、白术;夹湿选加茵陈、金钱草、茯苓、白术、苍术等。

例:黄××,女,64 岁,患者以口腔和口唇溃烂 1 周为主诉于 2016 年 6 月 23 日就医。患者近 2 年来,口腔和口唇经常溃烂,时好时犯,反复发作,近 1 周来口腔和口唇溃烂,疼痛难忍,进食尤甚。素有手足心热,口干口苦,二便调,无糖尿病及高血压病史。下唇内侧居中可见 0.5cm×0.5cm 溃疡面,左颊部黏膜可见 0.5cm×0.5cm 溃疡面,口腔黏膜略充血,舌质红,少苔,脉弦细。

西医诊断:复发性口腔炎。

中医诊断：口疮。辨证胃阴不足，肾阴亏损，虚火上炎。以滋阴降火，引火归元治则。以上方化裁，服药 7 剂。嘱淡盐水漱口，溃疡面涂抹芝麻油，每日 3~4 次。第二诊时创面已愈合，效不更方，继续服 4 剂，回访已愈。

# 中药治疗口腔潴留性囊肿治验

口腔潴留性囊肿包括黏液腺囊肿、舌下腺囊肿。祖国医学称之"痰包"。认为脾失健运、胃热熏蒸，湿聚成痰，痰瘀互结而发病。笔者自 1976~1989 年间搜集和治疗口腔潴留性囊肿 45 例，均以中药治疗，采用治疗前后自身对照，有效率力 86.65%。以健脾燥湿、活血化瘀兼清内热之法。

方：党参、白术、苍术、茯苓、川芎、三棱、莪术、土鳖虫、升麻、丹皮、赤芍、甘草。方中以党参、白术、苍术、茯苓、健脾燥湿；川芎、三棱、莪术、土鳖虫、赤芍活血化瘀；升麻、丹皮清除胃热；甘草和中。

例 1：赵××，女，24 岁，本院职工。1979 年 6 月，以下唇肿物 6 个月，经本院口腔科诊断为黏液腺囊肿介绍本科治疗。下唇内侧居中呈现灰白色囊性肿物，0.8cm×0.8cm。舌质淡红、苔薄白、脉弦滑。

西医诊断：黏液腺囊肿。

中医诊断：痰包。以上法治疗，服药 15 剂而愈，至今无复发。

例 2：男，36 岁，以舌下包块 2 个月余，1979 年 3 月就医，自诉舌下包块 2 个月，经常溃破，流出清淡黏液，反复发作 4~5 次，伴溲赤便结之候。

检查：于左侧舌下腺区可见 1.5cm×1.5cm 囊性肿物，其右侧可见 0.3cm×0.3cm 溃疡面，舌红少苔脉滑数。

诊断：舌下腺囊肿并溃疡。

中医诊断：痰包。辨证痰湿瘀结，以上方化裁，服药 12 剂，溃疡愈合，肿物消失，1 年半后信访无复发。

本文认为健脾燥湿、活血化瘀，清热之品，诸药合用，有利被堵塞的导管开放，排除潴留液；改善局部循环、减轻炎症反应，促进吸收和纤维化。

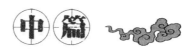

中篇

# 临床个案

# 婴幼儿类风湿病误诊为急性粒细胞性白血病个案

　　李××,男,4岁,中卫县人,患儿以持续性发热并全身肌肉疼痛2个月为主诉,于1976年4月收住原宁夏人民医院儿科(现宁医大总医院)。入院检查,T 38.5℃,P 120,R 24,急性重病容,神清,营养发育中等,全身浅表淋巴结不肿大,头部及器官正常,颈软,心肺正常,腹平软,肝脾未触及,四肢肘、膝关节,腕、踝、指、趾关节无肿胀、活动自如,全身肌肉触痛,胫骨前、胸骨柄无压痛,神经系统检查无异常。末梢血象,血红蛋白12g%,红细胞数350万/mm³,白细胞总数15000/mm³,N 75%,L 25%,核左移,无幼稚粒细胞,血沉80mm/h。骨髓象,粒系统增生活跃,原始粒细胞及早幼粒细胞24%。

　　临床诊断:急性粒细胞性白血病。给予强的松和环磷酰胺(CTX)联合治疗,1周后体温下降平稳。多次复查末梢血象,三系统均减少,复查骨髓象报告,骨髓各系统抑制,故停环磷酰胺,继续用强的松维持量治疗。1个月后病情稳定,末梢血象正常范围,血沉15mm/h,强的松逐渐减量。

　　出院诊断:急性粒细胞性白血病,随诊观察。

　　5年后,笔者有幸去中卫出差,顺便家访。自出院后,患儿经常发热,伴周身关节肿痛、在当地医院住院,以"类风湿性关节炎"抗风湿治疗,近2年来病情稳定,已上小学二年级。笔者检查患儿,体格发育略落后同龄儿,双侧指、趾关节略变形,功能不受限。

**讨论:**

　　(1)患儿幼儿时发病,以持续性发热,无关节症状和体征,末梢血象白细胞显著增高,但无原始粒细胞和幼稚粒细胞,骨髓象原始粒细胞和幼稚粒细胞 24%,略增高。胡氏认为[1]骨髓原始粒细胞和幼稚粒细胞极度增高,数量≥30%,即可确定诊断急性粒细胞性白血病。婴幼儿类风湿病可并发类白血病反应[2]。笔者认为该患儿可以诊断:婴幼儿类风湿病、类白血病反应。

(2)婴幼儿类风湿病,与年长儿或成人不同,婴幼儿类风湿病全身症状突出,如长期持续性发热,或间歇性发热,皮疹,肝、脾、淋巴结肿大,肌肉疼痛,20%患儿发病 6 个月后出现关节肿痛[1],晚期关节畸形。血沉快,末梢血象增高,可达 $30×10^9$~$50×10^9$/L,类风湿因子偏低。

儿童或成年人,类风湿病多见于关节损害症状,称"类风湿关节炎"。

(3)婴幼儿类风湿病的治疗,应首选非甾体类抗炎药,也可选用免疫抑制剂,如环磷酰胺,毒副作用大,本例用环磷酰胺误治急性粒细胞性白血病,曾一度出现骨髓抑制现象。

**参考文献:**

[1] 胡亚美,江载芳. 褚福棠实用儿科学. 北京:人民卫生出版,2002:2211,669.

[2] 郑国雄. 小儿常见难治疾病的治疗. 青岛出版社,1996:246.

# 小儿破伤风 1 例报告

王××,男,1岁半,患儿以 1h 前以"误食葵花籽"而憋气为主诉于 1966 年 5 月于原宁夏人民医院(现宁医大总医院)儿科就医。家长陈诉于 1h 前因"误食葵花籽",突然憋气,家长强刺激"人中穴"几秒钟后自然缓解。无呛咳或犬吠样咳嗽,无呼吸困难、不发热。检查时发现患儿哭泣时,口形不能张大,仅仅张开 1cm 缝隙,发出"咿一,咿一"哭声。用压舌板检查口腔时,发现口紧,加大力度,只能张到 2cm 缝隙,看不到咽峡部位。追问病史,患儿于半月前因发烧其父采用三棱针为患儿十宣穴放血疗法 1 次。笔者考虑"破伤风"但未见过该病,故请上级医师和外科医师协助诊断。外科医师建议收儿科住院观察治疗。入院检查,神清,营养中等,发育不落后同龄儿,对周围反应良好,呼吸平稳,无脑膜刺激征,张口困难,嚼肌紧张,心肺腹无异常,X 光胸片及血常现正常。

入院诊断:破伤风待除外。入院大约半小时后,护士为患儿肌肉注射时,突然全身抽搐,牙关紧闭,头向后仰,四肢强直,角弓反张,呼吸暂停,口围青紫,经抢救而缓解。按破伤风治疗方案和治疗措施执行,但由于患儿频繁抽搐,经抢救无效而死亡。

**讨论:**

(1)破伤风在 20 世纪 50~60 年代,我国农村医疗条件比较差的地方,还存在"土法接生"可见到新生儿破伤风,俗称"四六风",婴幼儿破伤风罕见。破伤风由革兰氏染色阳性厌氧芽孢杆菌感染所致,潜伏期长短不一,一般 6~10d,最短 24h,最可达 1 个月或数月。新生儿破伤风一般在断脐后 4~6d 发病,宋代《太平经惠方》首用破伤风名称。

（2）破伤风的先驱症状为嚼肌紧张，酸胀感，继而出现嚼肌强烈收缩，病人出现张口和咀嚼困难，依次向面部、颈部、背部、腹部及四肢发展。该患儿明显的嚼肌紧张，而家长没发现，当出现抽搐时，误认为"气管异物"所致。

（3）治疗要特殊关注监护、安静、避光、避声响、避触碰病人。消除各种刺激，任何不良刺激都诱发抽搐。

（4）关于该患儿的诊断问题，外伤史很重要，患儿父亲是针灸大夫，不愿承认自己致伤患儿。

（5）破伤风处理得当是可以治愈的，20 世纪 80 年代破伤风死亡率 10%[1]。

**参考文献：**

[1] 武汉医学院，上海第二医学院. 外科学. 人民卫生出版社，1981：157.

# 肠套叠误诊为细菌性痢疾 1 例报告

张××,女,2 岁,因发热、脓血便以"细菌性痢疾"在银川市××医院留观 3d,因病情无好转于 1966 年 8 月收住原宁夏人民医院(现宁医大总医院)儿科。

入院诊断:细菌性痢疾。T 38.6℃,重病容,中度脱水外貌,神清,哭声低微,皮肤弹性差,心肺正常,腹部略膨隆,肝脾未触及,腹软,未触及包块,大便外观,脓血便,以血为主,给予抗感染和纠正脱水治疗。入院 5h 后,频繁呕吐,呈喷射状,呕吐物先为胃内容,后为黄绿水,最后为粪便,腹明显膨隆,可见肠形。X 光腹透为低位肠梗阻,急转外科行剖腹探查术,术中发现回盲部肠套叠,并肠坏死,行肠切除肠吻合术。住院 1 个月愈而出院。

**讨论:**

(1)肠套叠为儿科常见病,尤其在婴儿期,因消化不良、感染性腹泻,肠蠕动异常,很容易继发肠套叠,笔者在临床工作中,早期诊断肠套叠患儿,在 X 光配合下均以高压灌肠治愈。

(2)肠套叠为低位性肠梗阻,当出现肠梗阻症状和体征时,已是晚期,所以早期诊断很重要,如果患儿阵发性哭闹,右下腹扪及包块,应该做相关检查而确诊。该患儿在两家医院治疗均以"急性细菌性痢疾"而误诊、误治。

(3)临床检查,要细心,客观,该患儿病历记载,腹软,未触及到包块,缺乏客观性,是误诊的重要因素。

(4)"果酱样"大便,是肠套叠特有的大便,应与"菌痢"大便相区别。但也有菌痢继发肠套叠,而出现果酱样大便,带脓性分泌物;或肠套叠继发感染出现脓血便,要结合其他症状和体征。

# 小儿系统性红斑性狼疮(SLE)误诊为急性肾炎个案

马××,女,2岁,同心县人,患儿以发热伴双眼睑浮肿2个月余为主诉于1968年8月住原宁夏人民医院(现宁医大附属总医院)儿科。患儿近2个月来无明诱因,经常间断性发热,伴两眼睑浮肿,无明显少尿,不乖,纳差少食。T 37.8℃,神清,哭声洪亮,呼吸平稳,前额、两颞侧及头顶浮肿,双眼睑浮肿,面颊呈对称性皮损、色淡红,皮肤粗糙,覆有鱼鳞样皮屑,不易剥落,全身浅表淋巴结不大,头部及五官正常,颈软,心肺腹正常。末梢血象正常范围,尿常规:蛋白(+),RBC:2~4/HP。

入院诊断:急性肾炎。住院期间体温37.5℃~38.5℃,复查尿常规:蛋白+~++,RBC 4~6/HP。二次检测狼疮细胞为阳性。给予泼尼松治疗,体温正常,浮肿消退,颜面皮损消退,尿常规(-),住院1个月出院,半年后复诊,患儿三度营养不良状态,陈述自出院后无发热,逐渐消瘦,家长拒绝住院治疗。笔者再次见到家长时,告知,自复诊后不久已逝。

**讨论:**

(1)SLE国外报告15岁以前儿童发病率为0.53~0.6/10万人,非常罕见[1]。而北京儿童医院资料认为儿童SLE近年来随着实验室检查技术的提高本病发病数有增加趋势,仅次于类风湿病,居儿童全身性结缔组织病中的第二位。北京儿童医院对10年来1988~1992年住院64例。而1993~1997年为265例。是前5年的4.2倍,目前认为是外界环境作用,激发机体免疫功能紊乱及免疫调解障碍而引起的自身免疫性疾病。

（2）该病临床特点，为多器官，多脏器损害，症状表现多种多样，首发症状各异，大多为发热，或皮损，或紫癜，或关节炎，或肾脏损害等。实验室检测 LE 细胞阳性；抗 dsDNA 抗体阳性，抗核抗体阳性。目前依据美国风湿病学会 1982 年修订的 SLE 分类标准。11 项中的 4 项符合者即可诊断。该患儿有五项符合：发热；体重下降；面部对称性红斑；肾脏损害；LE 细胞二次检测阳性，可以诊断 SLE。

**参考文献：**

[1] 胡亚美,江载芳. 诸福棠实用儿科学(第七版). 北京:北京人民出版社,2002:676.

# 结核性脑膜炎误诊为急性肝炎案例

马××,男,5岁,以恶心,呕吐2d为主诉于1964年4月住原宁夏人民医院(现宁医大附属总医院)儿科。患儿近2d来,食欲不振、恶心、呕吐、不发热;病后不乖巧,不爱玩耍,懒惰,神清,精神萎靡不振,皮肤巩膜无黄染,头部及器官正常,颈软,心肺正常,腹平软,肝脾未触及,神经系统检查无异常发现。

临床诊断:急性病毒性肝炎。按急性肝炎膈离、治疗、护理。于住院第二天,患儿突然出现抽搐,意识不清,牙关紧闭,四肢僵硬,持续3min,经对症处理后呈昏迷状态,强压眶神经有反应。脑脊液外观清澈透明,细胞总数286/mm³,白细胞164/mm³,以淋巴细胞为主。5管糖试验,1~5管阴性;糖定量30mg%,氯化物540mg%。(糖和氯化物低于正常值。)球蛋白试验阳性;定量分析0.35mg%(高于正常值)。

临床纠正诊断:结核性脑膜脑炎。给予抗结核治疗。患儿呈植物人状态,长达8年之久而逝。

**讨论:**

(1)20世纪50~60年代,结核性脑膜炎为常见病,主要见于1~5岁小儿。从基层转到本院患者,多有误诊、误治情况。

(2)结核性脑膜炎早期诊断和治疗愈后良好。起病缓慢,早期有明显的精神症状和性格改变,如精神萎靡不振,不玩耍,不乖、爱哭或不哭、呆滞;或烦躁,或嗜睡,大孩子可自诉头痛。该患儿家长仅注意食欲差,恶心,呕吐,误以为"肝炎",忽略了早期精神方面改变。

（3）患儿抽搐后进入昏迷状态,呈痉挛性瘫痪,属于脑膜脑炎型,脑实质有结核病变。本类型占结核性脑膜炎的 36%;5 岁以下儿童占 90%,年龄越小,占比例越大,预后较差。[1]

（4）结核菌素试验假阴性多,以此不能否定结核的诊断。

**参考文献：**

[1] 北京儿童医院. 实用儿科学. 人民卫生出版社,1973:342.

# 清洁灌肠排便时猝死 1 例个案

王××,女,4 岁患儿因"肺结核并重度营养不良"为诊断,于 1964 年 8 月住原宁夏人民医院(现宁医大附属总院)儿科,因 1 周来未解大便,医嘱肥皂水清洁灌肠。灌肠大约 10min 后,家长抱患儿排便时,与大便排出同时,患儿突然意识丧失,头歪向一侧呈现软瘫状态,意识不清、面色苍白、呼吸停止、偶尔出现吸气样呼吸,每分钟 2~3 次。脉搏扪不及,睁大双眼,无目的性环视几秒钟,呼吸心跳停止抢救无效而逝。

**讨论:**

(1)该患儿为肺结核并发重度营养不良,灌肠后排便时突发循环呼吸衰竭,是出乎意料的事。该病例提醒临床医护人员,对一个重症营养不良者,或体质特别虚弱者,即使是常规诊疗措施暂缓则缓为好。

(2)该患儿重度营养不良,全身各系统、各重要器官功能低下。当用力排便时,腹压增加,排便后腹压骤然下降、有效循环量重新分配,使心、脑、肺、肾等重要器管出现急性供血不足,从而导致急性呼吸循环衰竭而死亡。

# 腹水待查——罕见化脓性腹膜炎个案

李××,男,4岁,以腹部逐渐增大半年为主诉于1964年6月于原宁夏人民医院(现宁夏大附属总医院)儿科住院。患儿素体健康,家长发现近半年来患儿腹部逐渐增大,病后无发热,无腹痛与腹泻,无恶心与呕吐,无自汗与盗汗,精神尚好,玩耍如常,食欲佳,二便通调。自病后首次来本院就医。T 36.5℃,神清,体格发育与智力发育不落后同龄儿童,全身浅表淋巴结不肿大,头部及器官正常,颈软,心肺正常,腹部膨隆,腹围60cm,全腹软,无压痛及反跳痛,腹水征阳性。神经系统检查无异常。末梢血象:Hb 12.5%,RBC 350万/mm³、白细胞总数38000/mm³,中性粒细胞12%,嗜酸性粒细胞78%,淋巴细胞10%。

入院诊断:腹水待查。行腹水穿刺,抽取乳白色混浊液体10ml,常规报告,镜下脓球满视野,以化脓性腹膜炎转外科。经闭式引,缓慢引出腹水2000余毫升,并引出坏死蛔虫体1条,愈而出院。

**讨论:**

病史半年,无急性起病史,蛔虫致肠穿孔进入腹腔,引起继发性化脓性腹膜炎。患儿无急腹症症状、无腹痛、不发热、无感染中毒症状、腹部柔软,全腹无压痛,吃、玩、睡如常,实为罕见。

# 急性淋巴性白血病误诊为急性
# 再生障碍性贫血1例报告

雍××,男,4岁,以面色苍白2个月余为主诉,于1965年2月住原宁夏人民医院儿科(现宁医大附属总医院)。患儿素体健康,近2个月来未明诱因面色苍白,精神食欲差,不发热、无出血倾向。神清,呼吸平稳,贫血外貌,皮肤黏膜无出血点,皮肤巩膜无黄染,睑结膜及甲床苍白,全身浅表淋巴结未触及,头部及器官正常,颈软,心肺正常,腹部平软,肝于肋下、剑下未触及。脾于肋下3cm,中等硬度,无触痛,神经系统无异常。末梢血常规:红细胞308万/mm³,血红蛋白9.4g%,白细胞3500/mm³,N 26%,L 74%,血小板7.3万/mm³。骨髓象报告:三系统增生低下,有核红细胞、幼粒细胞减少,巨核细胞未找到。

临床诊断:急性再生障碍性贫血。予以肾上腺糖皮质激素、丙酸睾丸酮治疗。住院2个月,病情缓解出院。

2个月后,患儿以两侧颈前,下颌部肿胀1周再次住院。重病容、贫血外貌,精神萎靡,皮肤无黄染、无出血点,睑结膜、口唇、甲床苍白,两侧颈前及颌下淋巴结肿大,蚕豆大小相互粘连,中等硬度,无触痛,局温不高,肤色如常,头部及器官正常,颈软,胸廓对称,胸骨柄无压痛,心肺正常,腹平软,肝于肋下3cm,剑下5cm,中等硬度,无触痛。脾于肋下3cm,中等硬度。双下肢胫骨前无压痛。神经系统无异常。末梢血象:红细胞220万/mm³,血红蛋白6.5g%,白细胞35000/mm³,N 52%,L 23%,幼稚淋巴细胞25%;骨髓象报告:骨髓增生活跃,原始和幼稚淋巴细胞50%,红系统和巨核系统居少。

临床诊断：急性淋巴性白血病。

**讨论：**

（1）白血病的诊断主要依据骨髓象的特异性变化而诊断，15岁以下儿童发病率4/10万人[1]，急性淋巴性白血病为儿童多见类型。高发年龄为3~4岁。

（2）临床表现差异性很大，一般以贫血，发热、出血、肝脾淋巴结肿大等症状和体征。

末梢血象：白细胞增高居多，大约30%的病人白细胞偏低(达$1×10^9$~$5×10^9$/L)，未成熟淋巴细胞可超过20%，但早期病人可无未成熟淋巴细胞，贫血程度不一，血小板大多减少。

骨髓象大多增生活跃，少数病人可表现增生低下，原始和幼稚淋巴细胞可超过30%~90%，红系统和巨核细胞不易见到。

该患者第一次就诊时，末梢血象三系统减少，未见幼稚淋巴细胞；骨髓象垱生低下，未成熟淋巴细胞不高。该病例末梢血象和骨髓象的变化，与疾病的早晚期相关，所以不典型的病例早期诊断有一定困难。有的学者认为[1]，有5%~10%的再生障碍性贫血可发展成白血病，认为再生障碍性贫血是白血病的前期病[1]。

（3）该病例第一次住院时，脾脏肿大，为异常细胞浸润脏器所致，再生障碍性贫血无肝、脾、淋巴结肿大体征，该病例诊断"再障"不妥。

**参考文献：**

[1] 胡亚美,江载芳. 诸福案实用儿科学. 人民卫生版社,2002:2199,1729.

# 化脓性脑膜炎误诊为消化不良个案

张××,男,4个月,患儿以腹泻1d为主诉于1981年11月24日晚10点在宁夏人民医院儿科就医,以消化不良处理,嘱随诊观察。2h后患儿突然抽搐而复诊,以抽待查收住院。给予抗感染和对症处理。翌日早晨常规查房,患儿安静睡眠状态,呼吸平稳,前囟平,颈软,心肺正常,腹平软,肝于肋下、剑下扪及边缘、质软,脾未扪及。克氏征、布氏征、巴氏征均阴性,膝腱反射未引出。依据患儿病史和查体特点,腹泻1d,消化不良便,4~5次,无脓血,无发热、惊厥1次,4个月龄婴儿,入冬季节,以"婴儿手足搐搦症",给予足量钙剂静脉滴注,于用药前抽血检测血清钙,1h后报告血清钙正常范围。确定诊断为化脓性脑膜炎,调整治疗方案。于入院后16h,患儿频繁抽搐,出现持续性癫痫状态。经抢救无效,呼吸循环衰竭而逝。为了确定诊断,征得家长同意,行尸体腰穿,抽取黏稠米汤样脑脊液3ml。当脑脊液注入试管后凝聚成块。送常规化验,细胞总数1000/mm³以上,白血球,脓球满视野。球蛋白定性阳性。5管糖试验1~5管阴性。符合化脓性脑膜炎诊断。

**讨论:**

(1)4个月大男婴,腹泻1d,消化不良样便,不发热、抽搐1次,入冬季节,常规首先应除外婴儿手足搐搦症,该患儿血清钙正常。故可除外。

(2)关于患儿病程问题,值得讨论。从起病到死亡仅2d时间,脑脊液呈米汤样,并凝块状。说明病程较长。未被发现,为早期诊断和治疗失去良机。

(3)关于患儿不发热问题讨论。从理论上讲,感染性疾病,由于机体自身免疫调节功能措施,往往都发热。祖国医学称之"正邪相搏。"该患儿不发热,说明免疫功能极差。

(4)婴儿囟门和颅缝尚未闭合,对颅内压力增高有一定缓冲作用,所以该患儿颅内压增高症状不明显。值得重视的应该是精神变化,如精神萎靡、不乖、烦躁不安、哭闹易激惹、尖叫、打头;或表情呆滞、两眼凝视、嗜睡、拒乳;或伴有其他症状、呕吐、腹泻、皮下出血点、发热等。忽视精神变化极易误诊[1]。

(5)关于腰穿问题的讨论

脑脊液化验对脑膜炎的诊断是很重要的依据,要依据患儿身体条件而决定。患儿入院 8h 后考虑化脓性脑膜炎,但是患儿年龄小,病情重,腰穿有一定风险,笔者见过因腰穿后脑疝致死者有之。不易强求为了确定诊断而冒风险,可缓则缓为好。

**参考文献:**

[1] 北京儿童医院. 实用儿科学. 人民卫生出版社,1997:304.

# 原发性心内膜弹力纤维增生症猝死个案

心内膜弹力纤维增生症是一种心内膜心肌病,多见于婴幼儿,早期发生心衰竭,病死率极高,以弥漫性心内膜增厚,弹力纤维增生,心肌肥厚为特征。笔者于 1966 年 2 月收住原宁夏人民医院(现宁医大附属总医院)儿科,现报告如下:

王××,男,10 个月龄,患儿母亲为本科护士,患儿以"原发性心内膜弹力纤维增生症",于 1965 年 12 月第一次住院好转出院。以呼吸困难口周青紫,1h 为主诉于 1966 年 2 月第二次急诊入院。T 36.6℃,R 40,P 180,重病容,烦躁不安,呼吸急促,口周及口唇发绀,三凹现象,皮肤弹性良好,无脱水征,双肺中小水泡音,心音低钝,无杂音、心率 180 次/min,律齐,腹平软,肝于肋下 3cm,剑下 5cm,中等硬度,脾未及。其他无特殊记载。

入院诊断:原发性心内膜弹力纤维增生症并急性心力衰竭,施各种治疗措施,于入院后 12h 而逝。因家长对患儿疾病诊断提出异议,组织病例讨论现报告如下:

(1)关于心内膜弹力纤维增生的诊断问题,与会者共识。依据病史,婴幼儿时期,起病急促,先后 2 次均以急性充血性心力衰竭症状和体征就诊。X 光片显示心界扩大,以左心室为主。心电图示左心室肥厚,$V_5$,$V_6$T 波倒置,据以上条件除外先天性心脏病和心肌炎,该患儿可以诊断原发性心内膜弹力纤维垱生症。

(2)预后多发于早期死亡[1]。

**参考文献:**

[1] 胡亚美等.《诸福案实用儿科学》. 人民卫生出版社,2002:1545.

# 凝血因子 IX 缺乏症 1 例报告

血浆凝血活酶成分(PTC)缺乏症属类血友病,又称 B 型血友病,是一种先天性、家族性、出血性疾病,为伴性隐性遗传性疾病,其患病基因是在男性染色体上,女性为患病基因携带者(女性带血友病因子者,一般不发病,除非两个人染色体均带血友病基因,遗传给女子才显症状),但带基因的女性可将此病传给下一代,故家族中男性成员可患本病。宁夏人民医院门诊发现一血浆凝血活酶成分(PTC)缺乏症的患儿,现报告如下:

范×,男,3 岁,宁夏固原人,以流鼻血及周身皮肤反复出现瘀斑 2 年多为主诉,于 1974 年 1 月 5 日宁夏人民医院儿科诊治。足月顺产第一胎,生后呼吸自然开始。于生后 3 个月时不慎将患儿头部摔伤,当时即有肿胀,于头部外伤 2 个月后,患儿突然全身不会动,哭闹不安,住固原××医院,做"腰穿",诊为"结核性脑膜炎"住院 3 个多月,好转出院,抗结核治疗 1 年余。

患儿于 1 岁余时,鼻子经常流血不止,并发现患儿皮肤经常出现红点及瘀斑,大小不等,大的如手掌大,小的如一分硬币大,有时瘀斑相互融合,瘀斑于 1 个月左右即可消退,但又出新的,两年来反复发作,膝及髋关节经常有肿胀、疼痛,不能活动,口腔破皮后也有流血。来本院门诊前 1 个月,患儿头痛、恶心、不想吃饭、精神差,又住固原××医院,诊为"结核性脑膜炎",住院 25d 痊愈出院。

家族史:患儿父亲宁夏人,母亲大连人,非亲缘关系,母孕期健康,未患发热及风疹等疾病,其母系及父系家族中均无同样病人,其子女均健康。

查体:神清,发育尚好,营养欠佳,面色苍白,周身浅在淋巴结不肿大,头型正常,右顶部可扪及一拇指头大颅骨缺损,右腹股沟处可见 5cm×7cm 瘀斑,中心发紫,周边呈黄色,右髋关节肿胀活动受限,双下肢可见数个散在瘀斑,最大者于右下肢小腿前侧约 14cm×5cm,小者约 0.5cm×0.5cm,有的已褪色,咽未异常发现,口腔黏膜光滑,颈软,气管居中,甲状腺不大,胸廓无异常,呼吸音正常,心界不大,心音有力节律整,$P_2>A_2$,未闻及杂音,腹软,肝肋下 2.0cm 质软,脾未扪及,肠鸣音正常,生理反射正常,病理反射未引出。

化验:血 1974 年 1 月 8 日　WBC 18600/mm³　N 64%　L 36%

　　　　出血时间 2h30min,凝血时间 2h30min

　　　　血小板 141000/mm³

1974 年 1 月 19 日　出血时间 1min,凝血时间 6min　Hb 12g%

　　　　　　　RBC 421 万/mm³　WBC 9800/mm³　N 31%　L 69%

　　　　　　　血小板 142000/mm³

1974 年 2 月 8 日　Hb 10.5g%　RBC 450 万/mm³　WBC 9500/mm³　N 74%

　　　　　　　L 22%　E 4%　血小板 14 万/mm³,出血时间 3min

　　　　　　　凝血时间 1h45min(试管法)　血块收缩时间正常

**血浆复凝时间纠正试验**

| 标　本 | 结　果 |
| --- | --- |
| 正常对照 | 184s(正常值 90~250s) |
| 病人 | 14min |
| 病人血浆 0.1cc+正常血浆 0.01cc | 3min4s(纠正) |
| 病人血浆 0.1cc+正常血清 0.01cc | 5min50s(纠正) |
| 病人血浆 0.1cc+吸附血浆 0.01cc | 11min(未纠正) |

1975 年 3 月 4 日　凝血酶元时间 14.5s(正常对照组 13.5s)

　　　　　　　部分凝血(活)酶时间 79s(正常对照组 47s)

　　　　　　　再凝化时间 6 min30s(正常对照组 3min)

　　　　　　　凝血时间试管法 45min

1975 年 2 月 27 日　　胸片:心肺膈正常

　　　　　　　　　　　颅片:右侧顶骨局限性骨质缺损考虑骨折

1974 年 12 月 5 日　　脑脊液:淡黄色透明无凝块,潘氏试验弱阳性,糖定

　　　　　　　　　　　量>50mg%,细胞数 8/mm³

**讨论:**

此患儿有皮肤黏膜、关节出血及颅内出血,凝血时间,试管法 45min,凝血时间延长。反映血液凝固总情况,时间延长见于血小板异常。血浆凝血因子缺少,凝血酶元时间正常值 12~14s,此患儿 14.5s(正常对照 13.5s)。综合反映凝血因子 Ⅱ、Ⅴ、Ⅶ、Ⅹ 是否正常,时间延长示上述一种或多种缺少,部分凝血活酶时间本患儿为 79s(正常照 47s)。时间延长示因子Ⅶ、Ⅸ、Ⅺ或Ⅻ缺少,可作血友病的初步诊断。

纠正物所含成分

| 成分纠正物 | AAG(Ⅷ) | PTC(Ⅸ) | PTA(Ⅺ) |
|---|---|---|---|
| 正常血浆 | + | + | + |
| 正常血清 | − | + | + |
| 硫酸　吸附血浆 | + | − | + |

正常血浆+病人血浆　纠正

正常血清+病人血浆　纠正　说明不缺乏Ⅷ

吸附血浆+病人血浆　未纠正　说明缺乏因子Ⅸ

根据本患儿病史,查体及化验检查,初步诊断为因子Ⅸ缺乏症,嘱其用花生米治疗,于 1977 年随访其姨母,诉说患儿仍有皮肤及黏膜出血,其母又生一女孩无出血现象。

# 罂粟蒴果煎剂中毒 1 例

牛××，男孩，40 天，于 1981 年 9 月 16 日就诊，因大便稀，每日 5~6 次，为消化不良样便，于入院前 3h，自服罂粟蒴果煎剂 100ml（1 个蒴果共煎成 400ml）。服后患儿即入睡，1h 后发现患儿哭不出声，口唇抖动，口周发绀，呼吸困难即入院。

查体：T 36.7℃，P 180 次/min，R 32 次/min，昏睡状，对外界无反应，面部发绀，周身皮肤发花，有轻度黄染，脉搏扪不到，呼吸节律不整呈双吸气样。双侧瞳孔缩小似针尖大，巩膜黄染，颈软，双肺呼吸音粗未闻及干湿性啰音，心音尚有力，节律整，心率 180 次/min。腹部膨隆，肝肋下 1.5cm，叩诊鼓音，未闻及肠鸣音，腹壁反射及提睾反射未引出，双膝腱反射亢进。

治疗经过：入院后在吸氧输液过程中，呼吸频率减慢，继而停止。立即进行呼吸复苏抢救，气管插管，间歇正压呼吸（IPPB），频率为 30 次/min，气管插管 10min 后心跳停止，急行心跳复苏，胸外按摩，心脏三联针等，经 12min 后心跳恢复，但呼吸仍然用气囊维持。于插管 3h 后患儿开始有微弱的自主呼吸，但呼吸浅表，不规则，1~10 次/min，并于惊厥后自主呼吸消失，插管 5h 后，自主呼吸较平稳，以气囊同步维持继续观察 2h，无变化即拔管。

在进行呼吸复苏的同时，给予强心，利尿，纠正酸中毒，控制脑水肿和应用呼吸中枢兴奋药物，腹胀给予肛管排气，尿潴留按摩膀胱，排尿 3 次量较多。2h 共输入 10%葡萄糖 350ml，5%碳酸氢钠 40ml，静滴氢化考的松 100mg，维生素 C600mg，用心脏三联针 2 次，并应用西地兰、654-2，东莨菪硷等药物。

20%甘露醇 4h1 次,于用药中间加速尿 1 次,静脉给能量合剂,肝太乐以保肝。静滴洛贝林、尼克刹米、克脑迷及氨基苄青霉素抗感染。因惊厥应用抗惊厥药物疗效不佳,而给 10%葡萄糖酸钙静滴。患儿恢复自主呼吸后化验。

检查结果:$CO_2CP$ 21.5mEq/L 血清钾 3.66mEq/L,钠 136mEq/L,氯 106mEq/L,总钙量 6.7mg%。肝功能正常、总胆红质 4.2mg%,1min 胆红质 0.62mg%,心电图正常,眼底检查;视神经乳头边界尚清,色泽、大小正常,血管正常,视网膜无出血,水肿,渗出。WBC 7050~25600/mm³,N 27%~80%,L 20%~73%,尿钙定性阴性,尿、粪常规均正常。经过上述措施,患儿于入院后 21h 神志清醒,尿潴留现象消失,腹胀逐渐好转,24h 后瞳孔恢复正常,3 天后双肺出现中小泡音,经治疗 1 周痊愈,共住院 10 天。出院后第 8 天随访情况良好。罂粟蒴果剩余煎剂经宁夏回族自治区药品检验所检验内含有吗啡(化 81-226)。

**讨论:**

患儿服罂粟蒴果煎剂后即出现昏睡,重度呼吸抑制,瞳孔缩小,紫绀等急性吗啡中毒的症状。经药检证实该煎剂内含有吗啡。因此这例患儿急性吗啡中毒无疑。

本患儿出现的呼吸衰竭为中枢性的,首先是呼吸频率的降低,出现不规律的潮式呼吸,最后自主呼吸停止。吗啡抑制呼吸的作用点在脑干的呼吸中枢,它能降低呼吸中枢对二氧化碳张力($Pco_2$)的反应性,抑制对电刺激延脑呼吸中枢的反应性,并抑制脑桥及延脑的呼吸调节中枢。吗啡口服后易自胃肠道吸收,主要在肝内代谢,代谢产物主要由肾脏排出,用药后于 24h 内绝大部分排出体外,维持生命时间愈长,对机体消除毒物(破坏,排泄)之进行及治疗措施的采取均有利,12h 以后死亡者,多因并发肺炎之故,并非吗啡的直接毒性作用。本患儿服药 1h 后出现呼吸困难,5h 后自主呼吸停止长达 5.5h。复苏后再未复发,无后遗症,本例证实拖延时间愈长者,获救的机会愈大。

据对人体观察,吗啡能提高胃窦部和十二指肠起始部的张力,而抑制其蠕动,患儿于服药24h后呕吐物中仍有药液存在。本患儿尚有肠麻痹和尿潴留表现,是吗啡对肠管的蠕动有抑制作用及提高了膀胱括约肌张力而产生的。

吗啡口服中毒者,应取高锰酸钾液(1:2000)洗胃,中毒后期亦有必要,因幽门痉挛可使胃中存留吗啡,高锰酸钾氧化吗啡而奏解毒之功,但洗胃的主要目的仍有机械的洗出吗啡,如无高锰酸钾普通饮水也可取用。因患儿呼吸不好,又恐引起误吸,没能及时洗胃。如能采取洗胃,及时将毒物排出,中毒情况可能会有所减轻。

吗啡中毒的解救药物有纳络酮和丙烯吗啡,是阿片受体对抗剂,小剂量纳络酮(0.4mg)肌肉注射或静脉注射能迅速翻转阿片碱的作用,解救呼吸抑制症状,可使昏迷病人迅速复苏。使用丙烯吗啡3~4min以内,可使被抑制的呼吸恢复正常,发绀及反射机能改变病况,意识可以复原,可惜我们未能得到以上药物。

吗啡属剧毒药,婴儿对吗啡敏感,易中毒,故忌用。含有吗啡的药物如鸦片酊、复方樟脑酊、罂粟蒴果也忌用。

# 中毒性变性血红蛋白血症3例

**病例1**：胡×，男，5岁。因头痛及周身皮肤黏膜发绀1h于1982年3月4日就诊，病前1h有"橡胶水"接触史。入院时T 37.4℃、P 146次/min、R 28次/min，BP 120/80mmHg，神清精神差，无呼吸困难表现。全身皮肤黏膜、指（趾）甲呈紫蓝色，巩膜无黄染、二瞳孔等大等圆，对光反应良，颈软，两肺呼吸音粗，心（-），腹软，肝肋下触及边缘，脾（-），NS（-），Hb 13.7g%、wbc 20150/mm³、N 78%、L 22%。取静脉血1ml置试管中观察，6h后仍为暗紫色。入院诊断：变性血红蛋白血症。入院后即抢救，吸氧，美兰20mg加于10%G·S中静滴，15min后青紫明显好转，住院2d后，发现肝脏增大，即加服保肝药并查肝功（正常），5d后痊愈出院。

**病例2**：张××，男，3岁，因全身青紫1h于1982年5月21日就诊。发病前1h曾有误食"白色盐状物"史。入院时T 36.1℃，P 128次/min，R 24次/min，BP 116/70mmHg，神清烦躁，手足凉，无呼吸困难表现，面色暗紫，周身皮肤、黏膜、指（趾）甲青紫，巩膜无黄染，二瞳孔等大等圆，对光反应良，颈软，心肺（-），腹软，肝肋下刚触及，脾肋下未触及，NS（-），Hb 10g%，wbc 20400/mm³，N 82%，L 18%。入院诊断：肠原性青紫。入院后立即抢救，吸氧，美兰20mg加于10%GS中静滴，1.5h后，紫绀有所减轻，手足转暖，后又第二剂美兰静滴，并继之静滴维生素C、辅酶A、细胞色素C等，于入院7h后面色转红、紫绀消失，精神好转，并能进食。住院第二天发现肝增大并有压痛，即加服保肝药并查功（正常），4d后痊愈出院。

**病例** 3：王××，男，3 岁半。因全身青紫 1h 于 1982 年 5 月 21 日入院。发病前曾有误食"白色盐块状物"史。入院时 T 35℃以下，P 140 次/min，R 28 次/min，BP 96/70mmHg，神清，无呼吸困难表现，全身皮肤、黏膜、指(趾)甲呈紫蓝色，巩膜无黄染，二瞳孔等大等圆，对光反应良，颈软，心肺(−)，腹软，肝脾肋下未触及，NS(−)。Hb 12g%，wbc 10900/mm³，N 55%，L 45%，心电图窦性心动过速。

入院诊断：肠原性青紫。入院后立即抢救，吸氧，美兰 20mg 加于 10%GS 中静滴，后又继用维生素 C，辅酶 A、细胞色素 C 等静滴。1h 后青紫减轻，2h 后青紫完全消失，唇色转红，四肢转暖。入院第二天发现肝增大，即加服保肝药并查肝功(正常)，4d 后痊愈出院。

**讨论：**

很多原因可引起变性血红蛋白血症。食用过多的或腐败变质的含亚硝酸盐多的蔬菜，饮用枯井水，或服用非那西汀，安替比林、磺胺类、苯胺衍生物、硝基苯等均可引起。表现在数小时内骤然起病，全身皮肤黏膜呈乌紫色，头晕乏力，嗜睡或不安，呼吸促，严重者可昏迷、窒息。静脉血呈黑褐色，放置空气中 1h 以上仍不转为鲜红色。

工业用"橡胶水"，亚硝酸盐能使人发生本症。例二三均为银川市新市区亚麻纺织厂托儿所小儿，2 人发病前后相差约 2h，均有服"白色盐块状物"史，追查毒物未获及。因新市区新建住房多，建筑上工业用亚硝酸盐类普及工地。根据患儿平素健康，突然发病，皮肤黏膜发绀，呼吸困难与紫绀不成正比，无呼吸及循环系统疾病的异常体征，故诊断为"肠原性青紫"，用美兰治疗效果佳，证实诊断正确。

此 3 例在紫绀消失后均有肝脏肿大。变性血红蛋白血症是否能引起肝肿大，由于例数太少，尚需积累资料。因限于当时宁夏人民医院条件，未作分光光度计鉴定。

# 反应性网状细胞增生症 1 例报告

男性患儿,11 岁,住院号 107,因持续性发热伴右侧颈部肿胀 12d,于 1981 年 3 月 9 日入住宁夏人民医院儿科。

患儿于 12d 前,因受凉而发热,体温持续 38℃左右,近 6d 达 39℃~40℃,同时伴有寒战,汗出,右侧颈部肿胀疼痛,乏力纳差溲赤便结,无皮疹及关节肿痛,曾用青霉素治疗,未见好转。

查体:T 40℃,P 104 次/min,R 24 次/min,BP 112/72mmHg,神清,皮肤无黄染及出血点,右侧颈前三角区胸锁乳突肌前缘,扪及蚕豆大小淋巴结 3~4 个,触痛,局部略肿胀,颈项活动自如,咽充血,扁桃腺 I°肿大。心肺正常。腹软,肝于肋下 1.0cm,软,无触痛,脾未扪及,其他无阳性体征发现。

经过:住院期间共做 13 次血常规,Hb 10.5g%~13g%,WBC 1600~11500/mm³,N 24%~74%,L 24%~57%,血小板 128000~140000/mm³。入院后 5 次尿常规检查均正常,仅于入院后第 25d 尿蛋白极微量,RBC 40~60/Hp,WBC 偶见。随后连续 7 次尿培养,均为白色葡萄球菌生长,血浆凝固酶阳性。大便常规正常,血培养未生长细菌。血沉 23mm/h。肝功除 SGPT256u 外,其他项正常。

A 型肝脾超声波:肝界略增大,波型正常。

X 光胸片:心肺膈正常。肥达氏反应、布氏杆菌凝集、嗜异性凝集、类风湿因子试验均阴性,血未找到狼疮细胞。

骨髓检查:网状细胞轻度增生,形态无明显异常。

颈部淋巴结病理检查:疑恶性组织细胞增生症(恶网病),坏死性淋巴结炎待排。

宁夏医学院附属医院会诊意见:病变基本符合"恶网",但不够典型。

患儿入院后选用卡那霉素及红霉素,体温持续不退,右颈部淋巴结肿痛明显,白细胞下降至 $1600/mm^3$,加用激素 5d 退热,共用 10d 停用地塞米松,4d 后又出现低热,多次尿培养均有"白葡"生长,改用庆大及氨苄青,10d 后体温正常,淋巴结肿痛消失,住院 43d 出院。

出院诊断:白色葡萄球菌败血症,坏死性淋巴结炎,反应性网状细胞增生症。去外地复诊,诊断同上。随访 2 年健康。

**讨论:**

(1)患儿持续性高热,右侧颈部淋巴结肿痛,肝大,转氨酶升高,白细胞降低,骨髓网状细胞轻度增生,淋巴结病检疑似"恶网"。上述各项对诊断"恶网"并无特异性,"恶网"临床表现复杂多变,单纯根据某项检查作出诊断常易导致误诊。"恶网"除发热、肝脾肿大外,周转血象红细胞、白细胞、血小板三系统的减少是比较突出的,本例无红细胞、血小板减少。

在临床工作中,"恶网"病与"反应网"鉴别是很重要的,在某些疾病如伤寒、结核、败血症、黑热病、疟疾、血吸虫病、结缔组织病等,骨髓中可以见到网状细胞增多,称为反应性网状细胞增多症。但二者的鉴别有时颇为困难。

下表供参考:

| | 反应网 | 恶网 |
|---|---|---|
| 临床上 | 1. 往往能找到原发病或诱因<br>2. 病情不凶险,进展不快<br>3. 很少发生肝功能衰竭<br>4. 发热不很高,对激素治疗反应好,需要量不大,短期内可停用<br>5. 无明显贫血、出血现象<br>6. 病程长,预后好,去除病因后可自然痊愈 | 1. 不能找到原发病<br>2. 病情凶险,进展快<br>3. 后期往往有黄疸,肝功能衰竭<br>4. 高热,对激素治疗反应差,或需要较大剂量才能退热,稍减量又发热<br>5. 往往有明显出血现象,后期带有贫血<br>6. 常常短期内死亡 |

|  | 反应网 | 恶网 |
|---|---|---|
| 病理上 | 1. 细胞分化好,主要是成熟的组织细胞<br>2. 核分裂少见<br>3. 炎症反应明显,吞噬核碎片现象及炎症坏死多见<br>4. 淋巴结正常结构基本保持完整,或部分破坏 | 1. 细胞分化较差,为异常或恶性网状细胞<br>2. 核分裂多见<br>3. 炎症反应不显著,可有肿瘤性坏死<br>4. 淋巴结正常结构部分或全部坏死 |

本患儿对激素治疗反应好,无贫血及出血现象,病情进展不快,无肝功能衰竭等,均不支持"恶网"的诊断。

(2)住院期间7次尿培养均为白色葡萄球菌生长,血浆凝固酶阳性,如单考虑泌尿系统感染,不能解释患儿坏死性淋巴结炎的病理变化。虽血培养阴性,但不能除外"白葡败血症"的诊断。据报道,小儿"白葡败血症"发病数有逐年增多的趋势,常需反复多次血培养而获得诊断,本例只作1次,因阴性而未复查,是值得吸取的教训之一。

根据临床表现及转归,考虑本患儿是"白葡败血症"引起反应性网状细胞增生症诊断是确切的。

# 恶性组织细胞增生症 1 例报告

患儿,男,11 岁,因发现肝脾大 1 年,高热四天于 1989 年 7 月 7 日住宁夏人民医院儿科。患儿 1 年前因发热,腹部膨隆在外院发现肝脾大,经抗生素及抗结核治疗,患儿热退,但腹部膨隆不见好转,近 1 个月来愈加明显,4d 前开始发热,体温波动在 39℃~40℃,并有咳嗽。

体检:体温 39.5℃,血压 10.64/6.65kPa,慢性病容,皮肤无出血点及皮疹,巩膜轻度黄染,双侧颌下淋巴结蚕豆大 2~3 个、无粘连。胸骨左缘 2~3 肋间可闻及 Ⅱ~Ⅲ 级收缩期吹风样杂音,$P_2 > A_2$,有分裂。双肺未见异常,腹部膨隆,腹水征(+),有广泛轻压痛,肝肋下 9cm,中等硬度、脾肋下 13cm 最大径无 18cm 较硬,肝脾表面光滑,有触痛,双下肢,无浮肿,神经系统未见异常。血红蛋白 85g/L,白细胞 $3.2 \times 10^9$/L,血小板 $70 \times 10^9$/L,网织红细胞 4.3%,血沉 20mm/h,尿常规(-),尿胆红素(-)尿胆原(+),血清总胆红素 1.7mg/dL,直接胆红素 0.38mg/dL,HBsAg(-),TFT(++),TTT15 万单位,血清总蛋白 23.3g/L,尿素氮 10.5mg/dL,OT 1:2000(-),布氏杆菌凝集试验、黑热病补体结合试验、类风湿因子阴性。腹水常规:总细胞 1210/mm³,白细胞 300/mm³,N 40%,L 60%,腹水培养,血培养均为阴性。2 次骨髓穿刺均为增生性贫血,骨髓细菌培养阴性。腹部 B 型超声,肝脾大,未见占位病变。全消化道钡餐无明显异常。

胸片示:

(1)右下肺炎症。

(2)左心室增大。心电图为窦性心动过速,扇形超声心脏显像检查:先天性心脏病,房缺。双侧眼底检查正常。双侧骰骨、双侧腓骨及骨盆正侧位 X 光片,未见骨质异常。颈部淋巴结病理检查示:淋巴滤泡不规则增生,可见模糊的胞浆透亮细胞。拟诊"肝脾肿大待查,肝硬化,脾功能亢进,先心(房缺):感染性心内膜炎,肺部感染?"

入院后用先锋霉素 V 及庆大霉素、氨苄青霉素治疗,体温不退,波动在38.2℃~40.5℃之间,肝脾渐增,头痛,腹痛,四肢痛,多次输血,多种抗生素联合及用灭滴灵静滴,静脉或口服激素类药物,患儿病情不见好转,于入院后第33 天大量便血而死亡。

脾脏穿刺组织学检查;见异性组织细胞,可见核分裂,有吞噬红细胞及碎片现象,符合恶性组织细胞增生症。

# 敌敌畏中毒引起呼吸停止 140min 抢救成功 1 例

某女,2 岁, 因误服敌敌畏于 1983 年 9 月 21 日 20 时入住宁夏人民医院儿科。

入院前 50min,患儿将装有 100ml 敌敌畏的小瓶误认为水瓶,喝下时被家长发现,即将小瓶从患儿手中打掉,瓶碎,服量不详,本单位医护人员未做任何处理,速送入院。

查体:体温 38℃,脉搏 140 次/min,呼吸 25 次/min,血压 110/70mmHg。嗜睡状,呼之不应,面色苍白,四肢厥冷,脉搏细弱,无流涎,无汗,双侧瞳孔缩小,直径0.1cm。咽及口腔黏膜充血,有敌敌畏气味。颈软,双肺痰鸣音,心(−),腹软,肝于剑下 2.5cm。脾未及。神经系统无异常发现。尿常规:外观呈洗肉水样,蛋白(+)。红细胞满视野。胃液潜血++++,眼底检查,视网膜水肿,网膜出血。

抢救经过:入院后即用 1:5000 高锰酸钾溶液反复洗胃,直至注入液与洗出胃液颜色一致。用液量达 1000~1500ml,入院时阿托品按 0.05mg/kg/次,静脉注射,每 5min 用药 1 次;解磷定 255mg/kg/次,同时给予激素、能量合剂等药物。阿托品按以上用法维持 4h,患儿皮肤潮红,瞳孔 0.5cm,口腔分泌物减少,心率 160 次/min。在阿托品化的基础上,将阿托品按上述剂量每 15min 给药 1 次。3h 后,患儿突然面色发绀,双眼凝视,四肢强紧,惊厥,约 1min 后,喷射性呕吐,吐物呈咖啡样,约 100ml,呼吸即刻停止。行人工呼吸,注射兴奋剂,加大阿托品剂量,2min 后,自主呼吸恢复。但呈深昏迷状态,不时有惊厥发生。用镇静剂和脱水剂无明显效果。于入院后 11h 呼吸第二次停止,心率减慢,2~3 次/min。心音无力。立刻进行心肺复苏,急行气管插管,用人工气囊简易呼吸器维持呼吸 15min,改换 XH-1 型小儿呼吸机,外控频率 25,呼吸对比 1.5,即持续正压呼吸,共维持 140min,自主呼吸恢复 4~6 次/min,心率 124 次/min,患儿仍处于深度昏迷状态。按压膀胱未排尿,导出血尿 100ml。患儿痰多,流涎,双侧瞳孔缩小,阿托品用量从 0.05mg/kg/次增至 0.14mg/kg/次,每隔 5min 静脉推注 1 次。此时生命指标尚能维持,但达不到阿托品化。考虑如此大剂量的阿托品反复静脉推注与维持静脉滴入相差无异,故于住院第三天开始将阿托品 30 支(15mg)原液静脉持续滴入,每分钟 6~8 滴,直至患儿面部潮红,双侧瞳孔扩大至 0.7cm,口腔黏膜干燥,呼吸平稳,27~28 次/min,心音有力,心率 128~132 次/min,血压 90~110/60~70mmHg 后,以口腔黏膜干燥程度和瞳孔大小调节阿托品每分钟滴数,静脉持续滴注共 72h。于入院后第六天患儿清醒,阿托品用量逐渐减少,并延长用药间隔时间。计用阿托品 18d,用药 2996 支,合计 1498mg;解磷定 5d 内共用 7 次,用量 1600mg;输血 7 次,共输新鲜同型血 1200ml,住院 21d,出院时眼底正常,大便潜血阴性,肝功能正常,神经系统检查无异常发现。一年后随访无任何后遗症。

**讨论:**

敌敌畏中毒时阿托品的用量问题:一般轻度中毒者,每次每千克体重用 0.02~0.03mg,每隔 2~4h 1 次;中度中毒每次可用 0.03~0.05mg/kg,每隔 30~60min 用药 1 次;重度中毒可用 0.05~0.1mg/kg/次,每 10~20min 静注 1 次。中山医学院第一附属医院抢救重度有机磷中毒时,阿托品的用量很大,用药总量一般在 50mg 左右,个别重危病例曾用至 300mg 以上。本例共用阿托品 1498mg,绝大部分是在患儿入院后 6d 内应用的。其用量之大,且改用静脉滴注维持的给药方法,在国内外文献中是罕见的。如此用量并未发生阿托品中毒现象,病人终于脱险获救。

有机磷中毒的致死原因是呼吸中枢麻痹。本例自主呼吸反复停止2次，最长一次达140min由于医护人员积极抢救，发现微细变化，立即处理。并在患儿呼吸停止前，已准备好前简易人工呼吸气囊，为急行气管插管，安装人工呼吸机做了准备工作，使患儿没有死于呼吸衰竭。同时对脑水肿、心力衰竭、上消化道出血等并发症的处理也比较及时，措施得当，因此患儿无任何后遗症。

# 先天性疟疾 2 例

例1：女，2天，生后第2d因发热、拒乳、抽搐于1986年2月16日住贝宁阿他克拉省医院儿科，其母有"疟疾"病史，体温39.8℃，呼吸60次/min，脉搏180次/min，体重2.76kg，身长48cm，心肺正常，肝肋下1.5cm，脾肋下1.0cm，厚血膜片检出恶性疟原虫。

例2：男，4天，生后第3天因发热、拒乳于1986年9月2日入住贝宁阿他克拉省医院儿科。体温38.5℃，体重2.5kg，身长45cm，神清，心肺正常，肝肋下2.0cm，脾肋下1.0cm。厚血膜片检出恶性疟原虫。

2例均予Quinimax静滴，连用3d，痊愈出院。

贝宁地处疟疾高发区，恶性疟疾潜伏期为7~27d，此2例分别于生后2~3d发病，短于恶性疟原虫子孢子感染最短潜伏期，系属先天性疟疾。

（本文作者于1985年10月至1987年10月，在接贝宁医疗队工作）

# 勒—雪氏病 1 例报告

患儿赵某,男,5 个月,住院号 38098,因皮疹 4 个月,发热,咳喘 3d 于 1989 年 6 月 2 日于宁夏人民医院儿科住院。

体格检查:T 37.3℃,P 160 次/min,R 60~80 次/min,体重 5kg,神清,发育迟缓,营养欠佳,面色苍白,呼吸急促,口周发绀,明显鼻扇及三凹征,胸背腹部及手足心皮肤均有暗红色斑丘疹,皮疹大如黄豆小至米粒。间掺疱疹及出血,疹间有健康皮肤,部分皮疹表面覆以棕褐色痂,腹部皮肤有米粒大小色素脱失。双侧颈部,腋下及腹股沟淋巴结约黄豆大至蚕豆大不等,质硬,可活动。漏斗胸,心脏正常,双肺满布中小水泡音。腹软,肝肋下 4.0cm,剑下 2.0cm,脾肋下 1.5cm,质中,病理反射未引出。

实验室检查:Hb 10.4g/dl,WBC 11000/mm$^3$,N 81%,L 19%,血小板 12 万/mm$^3$。

住院经过:给予抗感染、强心、利尿、吸氧、雾化吸入等措施,患儿病情无好转,极度呼吸困难,明显发绀,于入院后 24h 呼吸停止,15min 后心跳停止。

病理报告:

(1)勒—雪氏病累及皮肤,肺及淋巴结伴多发性囊肿。

(2)肝脾淤血性肿大。

因肺泡大部分被勒—雪氏细胞浸润,致使肺实变及肺多发性小囊肿形成,导致呼吸障碍,终因呼吸循环衰竭而死亡。

**讨论：**

勒—雪（Lettere-Siwe）氏病特点为皮疹，骨骼缺损，肝、脾、淋巴结肿大，发热，肺部浸润，贫血等。本患儿皮疹为典型的勒—雪氏病皮肤损害，但一直按湿疹、湿疹伴感染治疗，致长期得不到正确诊断，延误治疗导致死亡。临床医生应提高对本病的认识改善预后。

# 小儿原发性肝癌 1 例

患者,男性,12 岁,因上腹部胀痛一月余,巩膜黄染 20 天于 1991 年 6 月 27 日住宁夏人民医院儿科。入院前 1 个月上腹部胀痛,伴乏力、纳差,继而出现巩膜黄染,进行性加重。尿色深黄,大便黄色。其母于 2 年前死于"肝硬化并消化道出血",其妹 HBsAg 阳性(1:256)。

查体:精神萎靡,慢性消耗性病容。皮肤中度黄染,无出血点及蜘蛛痣,肝掌可见,巩膜重度黄染。腹部膨隆,腹壁静脉曲张,肝上界右乳中线第四肋间,下界右肋缘下 10cm,剑下 10cm,边缘钝不规则,表面可触及凹凸不平的结节,质地坚硬。脾左肋下 4cm,腹围 70cm,腹部移动性浊音阳性。CT 提示肝脏占位性病变。

B 超提示:肝硬化伴肝癌,门脉瘤栓形成;脾大,腹水。

化验检查:AFP 509mg/ml,AKP 45.2 金氏单位 r-GT 76.5u,黄疸指数 30u,总胆红质 3.3mg,TTT、TFT、GPT 在正常范围。HBsAg 1:256 阳性,A/G 3.85/4.55。入院诊断:晚期原发性肝癌。住院后给予保肝支持治疗,患儿症状渐加重,住院 12d 自动出院。

**讨论:**

小儿原发性肝癌临床上不多见,小儿肝癌伴有肝硬变更为少见。原发性肝癌的早期病状比较隐匿,病情发展迅速,故早期确诊较困难。原发性肝癌发生的原因尚不明了,1975 年 Steiner 等首次提出肝炎病毒可能为肝癌的病因,肝细胞癌(Hcc)和慢性乙型肝炎病毒并存,慢性乙型病毒性肝炎被证明为肝癌的主要原因，提出了乙型病毒肝炎—大结节性肝硬化—肝细胞癌的假设。全国肝癌病理协作组对我国肝癌 500 例进行了回顾性分析，证实肝癌伴有肝硬变者，肝组织内 HBsAg 阳性率高达 83.7%，认为 HBV（乙型肝炎病毒）感染有促进致癌剂诱发肝癌的可能。多数学者认为 HBV 与人原发性肝癌的发生有密切关系。此外，HBsAg 阳性的 Hcc 病人有肝炎、肝硬变病史和并存者显著高于 HBsAg 阴性的 Hcc 病人。本例其母死于肝硬化，该患儿及其妹均为 HBsAg 阳性，符合以上过程。本例临床症状隐匿，待发现时已是晚期，失去治疗时机。故认为应积极防治肝炎和肝硬变，及时作有关检查，对防治原发性肝癌有实际意义。

# 颅内感染致"中枢盲"3例报告

**例 1**：男性，8 岁。以右小腿肿痛 4d，双目失明 12h 于 1989 年 6 月 10 日住宁夏人民医院儿科。

查体：T 38.5℃，P 132 次/min，R 44 次/min，BP 11.99/6.6kPa。神志恍惚，面色苍黄，周身散在脓疱疹、出血点及瘀斑。瞳孔两侧等大，光反应良，双目光感均无。双肺密布中小水泡音，心音低钝。右小腿内侧肿胀，皮温高，中 1/3 处波动感(+)。血 WBC 19.2×10$^9$/L，N 82%，L 18%。血液、皮肤脓疱分泌物及右小腿脓肿引流液培养均为白色葡萄球菌生长，入院时及入院第六天查眼底均正常。小腿肿胀经局部切开引流，抗感染治疗 10d 光感恢复，12d 视力恢复正常。

**例 2**：女性，4 岁，因发热 1d，惊厥 1 次伴双目失明 5h 于 1993 年 6 月 28 日住宁夏人民医院儿科。近期有腮腺炎接触史。查体：T 36.6℃，P 124 次/min，R 32 次/min。神清，双侧瞳孔等大，对光反应良，双目无光感，双侧眼底正常。脑电图：双枕导联可见弥散性高波幅慢波。入院第五天双侧、腮腺部肿大。经对症、抗病毒治疗 2 天，视力恢复正常。

**例 3**：男性，10 岁。因发热、头痛 2d，双目失明 2h 于 1994 年 3 月 12 日住宁夏人民医院儿科。查体：T 39℃，P 120 次/min，R 24 次/min，BP 9/7.5kPa。神志恍惚，全身散在针尖样出血点，肢端凉。双侧瞳孔等大，对光反应良，双眼无光感。颈部抵抗明显，双膝腱反射亢进，巴氏征(+)脑压 3.4kPa，脑脊液外观混浊，蛋白(++)细胞总数 1.6×10$^9$/L，WBC 1.34×10$^9$/L，多核 0.92。脑脊液、血培养无菌落生长。入院时及入后 3d 查眼底均正常。经抗休克、降颅压、抗感染及激素类药物治疗，48h 神志清楚，72h 视力恢复正常。

**讨论：**

中枢盲的病因与造成高位视路损害的因素有关，也有血管痉挛性方面的因素。外伤、肿瘤、炎症、血管病管及中毒等均可致中枢盲。

中枢盲有 3 个特征可供临床诊断：

（1）黑蒙；

（2）瞳孔对光反应正常；

（3）正常眼底。

本文例 1 为白色葡萄球菌脓毒败血症，昏迷前已有中枢盲表现，可能系毒素引起脑血管痉挛所致。例 2 为腮腺炎脑炎，系炎症同时影响视放射区和皮质所致中枢盲。例 3 为病原不明的脑脊髓膜炎，多因枕叶部受累产生中枢盲，也有合并血管痉挛性因素。

感染所致中枢盲，视力可急剧消失，但随原发病的好转，视力均可逐渐恢复。本文 3 例临床过程均符合中枢盲特征，视力恢复时间短者 48h，长者 12d。了解此症的预后有利于减轻患儿及家属的精神压力，增强战胜原发疾病的信心。

# 中西医结合治疗难治性肾病综合征(RNS)个案

　　贺××,男,12岁,陕西吴起县人,患儿因"全身浮肿半年"为主诉在宁夏人民医院儿科以肾炎性肾病住院,予以强的松正规治疗2个月因病情无缓解于1995年3月20日转入中医科治疗。T 36℃,R 20次/min,P 90次/min,BP 130/90mmHg,体重62kg。神清,形体略胖,满月脸,两颊侧、前额、口周汗毛丛生,心肺正常,无腹水征,双下肢无浮肿,无指压痕。

　　尿常规:尿蛋白++++,红血球10~20/HP;血生化;尿素氮10.76mmol/L,(参考值2.5~6.4mmol/L),血浆白蛋白2.8g/dl(参考值3.4~5.4g/dl)胆固醇800mg/dl(参考值110~200mg/dl)。依据患儿病史,以全身浮肿6个月,应用强的松治疗后全身浮肿消退外,仍然有血尿、蛋白尿,氮质血症、胆固醇血症和血浆低蛋白血症,符合难治肾病的诊断。入院后除给予卧床、低蛋白饮食(0.8g/kg·d)及对症处理。因该病例对泼尼松不敏感,缓慢减量,每周减5mg至停药。

　　本例采用环磷酰胺(CTX)冲击疗法和中药辨证施治方案如下:

　　(1)环磷酰胺,免疫抑制剂,为细胞毒性药物,具有抑制免疫、抑制炎性反应或减少迟缓反应等作用。用量为10mg/(kg·次),每日1次,连用3d,每月1次,共用3次。同时静脉给予生理盐水20ml/(kg·d)。5%葡萄糖与生理盐水各半量连用3d。其目的为保持足够尿量,排出CTX的代谢产物。在3个月的治疗中,患儿无消化道不良反应,末梢血象白细胞正常范围,无脱发,无出血性膀胱炎等不良反应,环磷酰胺另一毒性作用对性腺的损害,有待于进一步观察。

（2）中药辨证方案，患儿以全身性浮肿而发病，属祖国医学水气病范畴。目前患儿无浮肿。汗出、畏热、食欲亢进、形体肥胖、面如满月，面色红润，汗毛丛生，舌质绛，少苔，脉滑数，镜下血尿和蛋白尿，而肉眼血尿可归属祖国医学"溺血"范畴，近代学者认为镜下血尿也归结为溺血之候，进行辨证施治[1]。

西医诊断：肾炎性肾病。

中医诊断：溺血，辨证气阴两虚，阴虚内热，迫血妄行而溺血。以健脾益肾，滋阴清热，凉血止血为治则。

方：黄芪、党参、白术、玄参、生地黄、丹皮、黄柏、地榆、茜草、紫草、白茅根、女贞子、山茱萸、益智仁、五味子、桑叶、甘草。方中黄芪、党参、白术健脾益气固摄；玄参、生地黄、丹皮、黄柏、地榆、茜草、紫草、白茅根凉血止血；女贞子、山茱萸、益智仁、五味子益肾固精；桑叶清宣止汗；甘草调和诸药。以上方化裁而达滋阴清热，益气固精，施治血尿和蛋白尿见效。

以上方案施治 3 个月，疗程中潮热，汗出显著好转，体重下降至 46kg，尿蛋白转阴，血尿消失。血浆白蛋血、尿素氮、胆固醇均恢复正常而治愈出院。20年后，于 2013 年和 2015 年 2 次专程来院探望笔者和科室医护人员，已娶妻生子，在当地从事出租车工作，多年在当地医院复查正常。

**讨论：**

（1）关于难治性肾病的诊断问题。

肾病综合征在治疗过程中出现下列之一[2]者：

1）泼尼松正规治疗耐药。

2）泼尼松正规治疗后，半年至 1 年内复发 2~3 次。

3）激素依赖，重复用药 3 次以上者。

（2）关于 CTX 冲击疗法的探讨。

1990 年 Gandmi 首先报告治疗 2 例难治性肾病（RNS），以 CTX 冲击疗法,用于治疗对泼尼松依赖性 RNS;治疗方法是先用泼尼松正规治疗 4 周,取得缓解后用 CTX 冲击治疗。每月 1 次,共用 9~12 次。同时泼尼松在 6 个月内减量停药,随访 2 次,2 年未复发。

本例实属泼尼松耐药不敏感者,减量停药 3 个月内同步进行,伴随中药辨证施治用药 3 个月,20 年无复发,无 CTX 毒性反应,足以证明,中药辨证施治优越性,即缩短疗程,疗效满意,为祖国医学值得点赞。

**参考文献:**

[1] 方药中. 实用中医内科学. 上海科技出版社,1985:538.

[2] 郑国雄. 小儿常见难治性疾病. 青岛出版社,1995:129.

# 辨证施治频发性室性早搏个案

宋××，女，49岁，银川市福利院干部。患者以阵发性心前区闷痛、心悸4年加重半月为主诉，于1983年8月10日住宁夏人民医院心血管内科。

诊断：冠心病，心绞痛，心律失常，频发性室性早搏，间发性二联律、三联律。在心内科住院期间给予长效硝酸甘油、异博定、胺碘酮、苯妥英钠、复方丹参等药物治疗。2个月后自觉心前区闷痛好转，发作间期延长，但仍然心悸气短，恐惧自汗，周身乏力，动则尤甚。予10%葡萄糖液500ml加利多卡因200mg，静脉点滴，于治疗第二天，患者头晕、恶心、呕吐、大汗淋漓，立刻停止输液，急查心电图，心率43次/min，为窦性心动过缓，频发性室性早搏，间发性二联律、三联律，ST-T改变。对症处理后病情稳定，于1983年10月11日转入中医科治疗。余诊视患者，神清，查体合作，面色萎黄，心脏听诊，心音低钝、无杂音，心律不齐，心率59~80次/min，舌体胖大，齿痕，舌质淡红，舌苔薄白，脉沉迟，结代。

中医诊断：怔忡，辨证痰浊瘀阻，心阳不振，气血不畅。以宽胸涤痰，通阳散结，行气活血为治则。

方：栝楼、薤白、桂枝、茯苓、桃仁、红花、丹参、生蒲黄、五灵脂、炙甘草，方中栝楼、薤白、桂枝宽胸涤痰、降气通阳；生蒲黄，五灵脂，桃仁、红花、丹参行气活血；茯苓、炙甘草益气通脉。一周后心前区憋闷好转，仍感乏力自汗，心悸怔忡，头目眩晕，舌质淡红，脉沉迟而结代。

调方：生黄芪、葛根、柴胡、郁金、川芎、当归、白芍、香附、刘寄奴、桂枝、栝楼、泽兰、磁石、珍珠母、炙甘草。生黄芪配炙甘草益气通脉,葛根配当归、白芍养血升阳;瓜蒌配桂枝宽胸通阳;香附、郁金、川芎、泽兰、刘寄奴、柴胡疏肝解郁、行气破瘀;珍珠母配磁石宁心安神。服药期间,症状逐渐改善,心前区憋闷消失,心悸好转,自汗乏力缓解。

心电图示:窦性心律,窦性心动过缓。

以上方化裁先后服药40余剂,听诊心律齐,心率72~80次/min,多次复查心电图,正常心电图。于1984年1月26日痊愈出院。本患者自出院后30多年来与科室医护人员一直相互来往。定期体检,心绞痛、心律不齐从来复发。

**讨论:**

(1)该患者49岁,女性,诊断"冠心病""心绞痛""心律失常,频发室性早搏、间发性二联律、三联律"。确定无疑,鉴于当时的医疗条件是可以确认为冠心病。

(2)心律失常,祖国医学称之为心悸,怔忡之候,本患以气血俱虚,寒痰结胸,气血瘀阻。以宽胸涤痰,行气破瘀兼顾益气养血,行之有效。

(3)本方重用葛根,性味甘平、无毒。有升阳解肌除烦止渴之功,现代医学研究[1],葛根黄酮能增加脑和冠状动脉血管流量,降低外周血管阻力可以治疗高血压病、心绞痛、冠心病、眼底病、突发性耳聋等病。葛根黄酮对心律失常动物模型有拮抗作用[2]。

**参考文献:**

[1] 江苏新医学院. 中药大辞典. 上海科技出版社,1986:2304.

[2] 周玉萍,冯玲. 心律失常. 中医古籍出版社,2002:8.

# 自身免疫性溶血性贫血并黄疸误诊为"胰头区占位"病变

薛××,男,57岁,本院干部,患者以头晕3d为主诉于1999年6月24日住宁夏人民医院消化内科。入院体格检查无任何阳性体征记载。

末梢血象:Hb 100g/L,WBC 7.6×10⁹/L,N 68%,L 32%。

入院诊断:脑供血不足。

住院第二天肝功报告:总胆红素 32umol/L(参考值 2~18umol/L),直接胆红素 10umol/L(参考值 0~4umol/L),谷丙转氨酶<25u(参考值<40u)。入院后第 20 天发现患者皮肤、巩膜黄染。

复查肝功:总胆红素 68umol/L,直接胆红素 16umol/L。

CT 报告"胰头区占位性病变"。于 1999 年 7 月 26 日(住院后第 32d)转外科。在外科住院近 1 个月,3 次检测肝功,总胆红素 46~48umol/L,直接胆红素 4~9umol/L,谷丙转氨酶均<25u。

胰胆总管造影:胆总管结石。外科建议转北京治疗。本人要求转中医科治疗。于 1999 年 8 月 20 日以"梗阻性黄疸"原因待查转入中医科。患者以全身性黄疸 57d 为主诉转入。神清,全身皮肤、巩膜黄染,有光泽,睑结膜及甲床苍白,头部及五官正常,心肺正常,肝脾未及,舌质淡白,苔薄白,脉弦。

急查末梢血象报告:Hb 66g/L(参考值 135~175g/L),RBC 1.55×10¹²/L(参考值 4.5×10¹²~5.9×10¹²/L)。

西医诊断:①黄疸待查;②贫血待查。

中医诊断:①黄疸、阳黄;②贫血。辨证湿热蕴脾,气血亏虚。以健脾益气,清热祛湿退黄法治疗,以茵陈四苓散合四君子汤加味。

方:茵陈、白术、茯苓、猪苓、泽泻、金钱草、栀子、白芍、当归、何首乌、阿胶、人参、黄芪、大枣、甘草。方中人参、黄芪、当归、白芍、阿胶、首乌益气补血;茵陈、金钱草、茯苓、猪苓、泽泻、白术、栀子清热祛湿退黄;甘草、大枣助脾养胃。上方加减,黄疸清退后,以益气养血,补肾填精施治。

前5次肝功化验,均以间接胆红素增高为主,考虑为溶血性黄疸所致,故院外螺旋CT报告胰头区未见占位,胆总管未见结石。

相关溶血方面检测报告如下:网织红细胞20%~35.6%;红细胞脆性试验2次结果比对照者脆性增高;游离Hb测定结果8.3mg%(参考值4mg%);结合珠蛋白25mg%(参考值50mg%~150mg%);抗人体球蛋白试验(Coombs)阴性;酸溶血试验(Hams)阴性;蔗糖水试验阴性;尿含铁血黄素试验(Rous)阴性。骨髓象报告为增生性贫血。依据以上报告结果。

诊断:自身免疫性溶血性黄疸,自身免疫性溶血性贫血。

予以肾上腺糖皮质激素和中药辨证施治,精神和体力逐渐恢复,黄疸清退,贫血纠正,共住院200余天,痊愈出院。

**讨论:**

(1)关于黄疸性质的探讨。该患者在内科和外科相继住院2个月,5次检测总胆红素,均以间接胆红素增高为主,而直接胆红素略增高或不增高,说明有大量红细胞破坏,胆红素来源增加,超出了肝脏负荷量,所以间接胆红素增加,该患者有不同程度的直接胆红素略高,有的学者认为[1]长期处于高胆红素血症状态,可导致肝功能损害,或胆结石形成,故直接胆红素可略升高。

(2)该患者入院时即有轻度贫血,住院期间进行性加重,血红蛋白从入院时100g/L下降到66g/L,RBC 1.55×10$^{12}$/L;网织红细胞增高;红细胞脆性增加;游离血红蛋白增高;结合珠蛋白降低;均系溶血性贫血诊断依据。

(3)关于自身免疫性溶血性贫血诊断问题,自身免疫性溶血性贫血,抗人体球蛋白试验(Coombs)阳性是诊断该病的重要条件,而该患者仅做1次为阴性。有的学者认为[2],2%~4%的患者出现阴性;并认为如果临床对抗人体球蛋白试验阴性病例,可依据临床资料和肾上腺糖皮质激素的治疗反应来判断。有疗效结合临床可以诊断自身免疫性溶血性贫血。笔者认为该患者从临床资料和应用肾上腺糖皮质激素治疗达到治愈标准,该患者可以诊断为自身免疫性浴血性贫血。

Hams试验阴性,Rous试验阴性,蔗糖水试验阴性,可以与阵发性睡眠性血红蛋白尿相鉴别。

(4)关于误诊原因的探讨

首诊医师缺乏客观性,入院时病历记载,皮肤黏膜无黄疸,同步检测血总胆红素32umol/L(参考值2~18umol/L),为显性黄疸。20d后病历记载皮肤巩膜明显黄疸。

患者入院时血色素100g/L,即轻度贫血,不复查血常规,2个月后转入中医科复查血色素下降至66g/L,说明贫血进行性加重。

影像学误导,CT报告胰头钩突显示增大,诊断胰头区占位性病变,胰胆总管造影报告为胆总管结石,不符合临床资料,院外申请螺旋CT报告胰头区胆总管正常。

**参考文献:**

[1] 胡亚美,江载芳. 诸福棠实用儿科学. 人民卫生出版社,2002:1775.

[2] 陈灏珠,林果为,王吉耀. 实用内科学(第14版). 人民卫生出版社,2014年9月,2353.

# 三诊腹痛患儿借鉴

这个腹痛病例，不是什么疑难病症。患儿家长四处求医，到访银川市5家三甲、二甲医院，经手十余位专家和专业儿科医师诊治，做各种检查和化验，耗资3000余元，无结果。患儿已休学半年，准备去北京诊治。经熟人介绍来到宁夏人民医院中医科门诊就医。

薛××，男，11岁，患儿以阵发性腹痛，不定期发作5个月余于2012年7月15日就医。素体健康，近5个月来不明诱因阵发性腹痛，不定期发作，有时日发作2~3次，有时2~3d发作1次，发作时疼痛难忍，汗出，无恶心呕吐；有时卧床可自行缓解，大便通调。B超报告肝、胆、胰、脾、双肾、输尿管、膀胱未见异常；腹腔肠系膜淋巴结不肿大；阑尾区无异常，血、尿淀粉酶正常；X光腹部平片无异常。末梢血象正常，尿常规正常，余诊视患儿，精神尚好，面色略黄，腹部检查，腹平软，全腹无压痛，肝脾未触及，肠鸣音正常。舌质淡，苔薄白，脉弦滑。余首先考虑"腹型癫痫"，脑电图报告正常。笔者以中医辨证为寒凝气滞，以温经散寒理气止痛，服中药2剂。嘱2d后复诊。二诊时，仍然阵发性腹痛，每天发作2~3次，痛时汗出，难以忍受。笔者考虑是否为"过敏性紫癜腹型"，查看全身皮肤无出血点，送检尿、便常规，尿便常规隐血均为阴性。在上方加重理气活血止痛之品2剂，嘱2d后再次复诊，三诊时病情无改善，嘱患儿再次仰卧，脱掉长裤。医者惊奇发现，左右腹股沟不对称，右侧腹股沟饱满略隆起，触之柔软、无触痛。B超检查报告为右侧腹沟斜疝。转泌尿外科手术治愈。随访家长术后腹痛再无复发。

**讨论：**

（1）如果一诊检查时，脱掉患儿长裤，暴露全部下身就应该诊断出"疝气"，只因检查不到位，令患儿二诊、三诊时误诊误治，医者自感内疚。

（2）疝气是非常普通疾病，以上10余位医生未能诊断清楚，主要是检查不细心，不到位所致。

（3）家长写了一封感谢信，信中说"……长期以来，我的小孙子，一直被腹痛困扰，奔波多家医院，做过各种检查都没有找出原因，……今天由×××大夫精心诊断出孩子的病，手术解除了孙子的痛苦，解除了我们全家人的痛苦，我希望在医务界应该培养出更多的技术精湛的医务工作者。我们肺腑之言：非常感谢有敬业精神，技术精湛的广大医务工作者"

患儿家长

薛××

2012 年 8 月 30 日

# 玉真散治疗血管神经性头痛案例

头痛,颇为多见,常见于各种慢性疾病,本文所述头痛,系指原发性头痛,就诊主诉为头痛。

临床诊断:血管神经性头痛。

血管神经性头痛,属于颅内,外血管神经功能调节障碍所致,原因尚不清楚,有人认为与内分泌调节功能障碍、变态反应或组织胺过敏等因素相关。临床分为偏头痛性血管性头痛和非偏头痛性血管性头痛两种类型。偏头痛性血管性头痛有人认为与5-羟色胺代谢障碍相关,发作前血浆5-羟色胺含量下降,尿中排除量增加[1],开始发作时颈内动脉分枝痉挛,引起相应脑组织功能障碍症状,继之颈外动脉分枝扩张,搏动增强,而出现头痛。后者认为是血管扩张性头痛,组织胺类药物可以诱发。

祖国医学认为"头为诸阳之会","清阳之府",邪犯清窍,侵扰"清宫"故见证,笔者认为邪者为风、为痰,风与痰结,乃至头痛。"风者善行数变",临床表现发病急、变化快、恶风等,具有风邪特点。痰者为广义之痰,脏腑功能失调的病理产物,风痰互结,瘀阻脉络,气血不畅,清阳不升而致头痛。笔者习用《外科正宗》玉真散方加减,疗效满意,现将典型病例报告如下:

李××,女,18岁,银川变电所保育员,患者以阵发性偏头痛,反复发作3年为主诉于1976年6月就医。自诉偏头痛病史3年,近1个月来加重,发作时剧烈跳痛,持续几分钟或1~2h,伴恶心、汗出、恶风、服镇痛药物可缓解,舌质淡红,苔薄白,脉弦。脑电图正常。

西医诊断:血管神经性头痛。

中医诊断:头痛。辨证风痰互结,瘀阻脉络,清阳不升。以祛风涤痰,定痉止痛之法。

方:羌活、防风、白芷、川芎、白附子、胆南星、天麻、钩藤、生地黄、甘草。方中羌活驱太阳之风;白芷驱阳明之风;防风驱一身之风;白附子、胆南星祛风涤痰止痉;天麻配钩藤熄风镇痛。川芎、生地黄活血凉血,甘草和中。服上方12剂,骤效,随访2年无复发。

**体会**

(1)《外科正宗》玉真散方,是治疗破伤风经典方剂。具有祛风止痉之功效,主治牙关紧闭,口撮舌紫,身体强直,角弓反张,破伤风之候。笔者引用该方治疗血管神经性头痛26例仅1例疗效不显而中断治疗。

(2)笔者用玉真散方化裁治疗面神经炎3例,面神经痉挛1例,疗效满意。

**参考文献:**

[1] 上海第一医学院. 实用内科学. 人民卫生出版社,1973:1213.

# 辨证施治婴幼儿迁延性腹泻案例

婴幼儿腹泻参照《中国腹泻诊断和治疗方案》病程迁延 2 周至 2 个月,为迁延性腹泻。病程 2 个月以上为慢性腹泻。婴幼儿腹泻病因很多,大多感染所致。病原菌复杂,多数由病毒引起,抗生素治疗有一定难度和局限性。迁延性腹泻采用中医辨证施治,有独到之处。

祖国医学称之泄泻。大便溏薄为泄,大便稀水为泻。依据病因分为:伤食泻,热泻、寒泻、脾虚泻、湿热下利等。急性腹泻为暴泻;迁延性腹泻和慢性腹泻为久泻。目前临床分型颇多,笔者只将迁延性腹泻分为脾肾阳虚泻和下焦湿热泻。

脾肾阳虚:脾气虚弱,运化失司,下利清谷,口不渴或渴饮不多,大便无秽臭味,形体消瘦,面色萎黄,四肢不温,舌质淡、舌苔白腻,指纹淡。以健脾助阳,除湿涩肠为治则。

方:党参、白术、苍术、茯苓、猪苓、补骨脂、肉豆蔻、肉桂、诃子、芡实、甘草。方中党参、白术、苍术、茯苓、猪苓健脾利湿;补骨脂、肉豆蔻、肉桂温补脾肾;诃子、芡实涩肠止泻;甘草助脾和中。

下焦湿热:为本虚标实证,腹泻秽臭,身热不扬,口渴不欲饮,饮水不多,舌质红,苔黄或黄腻,指纹暗紫。以益气生津,清热除湿之法。

方:葛根、黄芩、黄连、升麻、党参、白术、茯苓、猪苓、沙参、麦冬、玉竹、甘草。方中党参、白术、茯苓、猪苓健脾利湿;沙参、麦冬、玉竹、甘草养胃生津;葛根、黄芩、黄连、升麻清热燥湿。

例 1：方××，男，2 岁 4 个月龄，患儿以"感染性腹泻"于 1985 年 4 月住宁夏人民医院儿科 2 周，经抗感染治疗仍然发热，体温 37.5℃~37.8℃，每日腹泻 4~6 次，稀水样便，大便秽臭，无脓血，便常规：大量红细胞和脓球。面色萎黄，形体消瘦，无脱水征、舌质红，少苔，指纹暗紫。

中医诊断：泄泻，久泻。辨证下焦湿热，以益气生津，清热除湿主之，以上方化裁，服药 1 周痊愈出院。

例 2：李××，女，2 周岁龄，患儿以"感染性腹泻"于 1985 年 4 月入院宁夏人民医院儿科住院 3 周，经抗感染治疗，稀水便每日 3~4 次，大便无特殊臭味，不发热，口不渴饮，尿多而清，面色萎黄，形体偏瘦，舌质淡红、舌苔薄白，指纹淡红。

中医诊断：泄泻、久泻，辨证脾肾阳虚，以健脾助阳，温中涩肠治则，上方化裁服药 6 剂而愈出院。

**体会：**

婴幼儿迁泻性腹泻，为中医"久泻"范畴，有寒泻和热泻之分，寒者温之，热者寒之为治则，而湿为其共性，"湿盛则濡泻"，中医认为"治湿不利其小便非其治也"。故二者均以淡渗利湿之品，脾肾阳虚者以健脾助阳，除湿涩肠，而下焦湿热者以益气生津，除湿清热，苦寒之品不可重用，涩肠止泻之法不宜用之。

# 中药施治下肢浅静脉炎个案

黄××,女,21 岁,农民,兰州人,以左小腿疼痛肿胀 3d 为主诉于 1974 年 8 月于甘肃省中医院门诊就医。于 3d 前在田间作业时,出现左小腿疼痛,随即肿胀,逐渐加重,行走不受限,不发热。余诊视患者,左下肢小腿明显肿胀,致踝部,皮肤潮红,皮肤局部温度高于健侧,足趾色泽略暗红,活动不受限,舌质淡红,舌苔薄白,脉弦滑。

西医诊断:左小腿浅静脉炎。

中医诊断:脉管炎。病因病机为气血虚弱,阳热邪毒直中脉络,气血运行不畅,故而肿胀,发热疼痛。以清热解毒,凉血活血通络主之,笔者以四炒勇安汤方加味施治。

四炒勇安汤由金银花、玄参、当归、甘草组成。4 味药均重用,以达清热、解毒、活血、凉血之功。笔者以上方加味施治之。

方:金银花、连翘、玄参、生地黄、当归、赤芍、黄芪、牛膝、甘草。6 剂服之,复诊时,疼痛减轻、肿胀消退,皮色如常,局部温度同健侧,效不更方,继续服6 剂而愈。

1974 年笔者初学中医,在甘肃省中医院实习期间,独立运用中医药施治首例脉管炎个案,增强了学好祖国医学的信心,从此走向了中西医结合之路。

# 中医药辨证施治寻常型银屑病案例

　　银屑病，俗称牛皮癣。祖国医学称之"白疕"。是特征性红斑鳞屑慢性皮肤病。病因尚不完全明确，认为与遗传、感染、免疫、内分泌障碍等因素相关。笔者收治 1 例反复发作寻常型银屑病患者，以中医药施治，收到满意疗效，现报告如下：

　　郭××，男，38 岁，厨师，银川市人，以银屑病史 14 年，复发 1 年为主诉2014 年 10 月 31 日就医。余诊视患者躯干前胸、后背、四肢内外侧散发小片状鲜红色、压之不退色皮损，周边略突起、覆有银白色鳞屑，舌质红，少苔、脉弦。

　　西医诊断：寻常型银屑病。

　　中医诊断：白疕。

　　白疕病因病机，《素问·至真要论》云："诸痛痒疮，皆属于心。"心属火，外感风火邪毒，热毒炽盛而致病，此乃阳疮热证，治则以清热解毒，凉血祛风祛瘀之法。

　　方：人参、黄芪、白芍、当归、玄参、生地黄、丹皮、赤芍、土茯苓、白花蛇舌草、苦参、白藓皮、地肤子、蜈蚣、土鳖虫、桂枝、丹参、甘草。方中人参、黄芪、白芍、当归、桂枝、甘草益气养血调和营卫；玄参、丹参、生地黄、丹皮、赤芍凉血活血；白花蛇舌草、苦参、地肤子、白藓皮、土茯苓清热解毒；土鳖虫、蜈蚣祛风散结。

　　以上方化裁治疗月余，皮损色泽转为淡粉色，瘙痒减轻，先后治疗 3 个月，皮损完全消退。电话随访 1 年无复发。

**讨论：**

白疕关于发病病机的讨论：

有的学者认为血热贯穿疾病的全部过程,临床治疗着重于凉血、清热之法;有的学者认为本病为痰瘀互结,气血不和,瘀阻肌肤。"病痰饮者,当以温药和之。"临床治疗主张用温热之品,温化痰浊。用桂枝汤加麻黄合凉血活血之品。大多认为风邪致病,血热、血燥,脏腑功能失调而发病。治则以养血祛风,或凉血祛风之品。笔者认为素体气血亏虚、卫气不固、毒邪乘虚而入,瘀阻肌肤而致病。依个体差异而辨证施治为妥。

# 中医辨证施治干燥综合征案例

干燥综合征(SS),是一种自身免疫性疾病,是外分泌腺体慢性炎症性疾病,90%以上为女性发病[1],发病年龄 30~50 岁居多,笔者施治一例患者,疗效满意,现报告如下:

朱××,女,46 岁,青铜峡市人,患者以口干半年为主诉于 2010 年 6 月 21 日就诊。素体健康,近半年来口舌干燥,无口水,随时饮水少量以滋润口腔,食固体食物伴汤水吞咽,双眼干涩,无泪,无涕,大便通调。相关免疫学检测抗 SS-A(+),抗 SS-B(+)。舌质绛,无苔,脉滑。

西医诊断:干燥综合征。中医诊断:口腔干燥证。

干燥综合征可归属祖国医学虚劳证,津液亏虚范畴。由于脏腑功能失调,津液代谢失常所致。《素问·经脉别论》:"饮入于胃,游溢精气,上输于脾,脾气散精,上归于肺,通调水道,下注膀胱,水精四布,五经并行。"人体生命活动,与津液密切相关。唾液是津液组成部分。津液是人体脏腑功能活动的物质基础,又是脏腑功能活动的产物。脏腑功能失调可影响津液的生成、输布,脾开窍于口,肝开窍于目,肺开窍于鼻,所以唾液、眼泪、鼻涕与肝、脾、肺诸脏息息相关。脏腑虚损、津液无源,从而无唾、无泪、无涕。以益气生津,固肾填精为治则,以《温病条辨》沙参麦门冬汤方加减。沙参、麦冬、玉竹、花粉、扁豆、桑叶、枸杞子、熟地黄、山茱萸、女贞子、甘草、五味子、乌梅诸药。本方沙参、麦冬甘寒滋润配乌梅润肺生津;玉竹、花粉养胃生津;扁豆配甘草补脾健运;桑叶轻宣肺热;枸杞子、熟地黄、山茱萸、女贞子、五味子固肾填精,敛肺涩精。第二诊时,口干症状明显改善,相继治疗 2 个月而愈。半年后电话随访,病情稳定。

**讨论:**

干燥综合征是一种预后较好的自身免疫性疾病, 应用免疫抑制剂治疗,对病情有一定缓解作用;而中药治疗同样使病情缓解,值得重视。

**参考文献:**

[1] 胡亚美,江载芳. 褚福棠实用儿科学. 人民卫生出版社,2002 年:710.

# 中医辨证施治白塞氏病个案

　　白塞氏病,是一种累及多系统、多器官的全身性疾病,基本病理改变为全身多系统血管炎。1937 年土耳其医生 Bchcet 首先报告一组,以口腔溃疡、外生殖器溃疡和虹膜结状体炎,口、眼、外生殖器综合征。病因不明,认为与遗传因素相关,在感染的情况下诱发,具有遗传背景的个体免疫反应紊乱而发病。

　　白塞氏综合征,相当于祖国医学狐惑病。始载于汉·张仲景《金匮要略·百合病狐惑阴阳毒病脉证并治第三》:"狐惑之为病,状如伤寒默默欲眠,目不得闭、卧起不安,蚀于喉为惑,蚀于阴为狐,不欲饮食,恶闻食臭,其面目乍赤、乍黑、乍白,蚀于上部则声嘎,甘草泻心汤主之。"描述了眼、口和外阴溃烂为主证及治疗方案。历代医家对狐惑病的认识基本一致,其病因是湿毒内蕴,或阴虚内热。治疗以清热、除湿、解毒之法。或滋阴清热凉血施治。本病是以复发性口腔炎、外阴溃疡和眼虹膜睫状体炎为主证。笔者认为也要结合五官和五脏相关理论。舌与心相关,"心开窍于舌","舌为心苗"。《千金方·心脏脉论》:"舌者心之官,故心气通于舌。"口与脾相关,《灵枢·脉度篇》:"脾气通于口,脾和则口能知五味。""脾开窍于口。"肝与目相关,"肝开窍于目"。《素问·五脏生成篇》:"肝受血能视。"《灵枢·脉复篇》:"肝气通于目,肝和目能辨五色矣。"外生殖器与肾相关,"肾开窍于二阴。"该病与心、脾、肝、肾诸脏相关,治疗时要整体考虑。

　　白塞氏病是全身性疾病,而复发性口腔炎是必备的症状之一,是首发症状,眼疾多为虹膜睫状体炎、外阴多以红斑、丘疹、溃疡而发病。余收治 1 例白塞氏病患者以辨证施治,疗效满意,现报告如下。

王××,女,42岁,该员确诊白塞氏病2年病史,因口腔溃疡和"虹膜睫体炎"反复发作于1984年6月就医。就诊时外阴溃疡已愈合。无发热,无皮肤损害及全身关节症状。照常上班。余诊视患者,形体偏瘦,口腔两侧颊黏膜可见0.5cm×0.5cm溃疡面,充血,右眼角膜周边充血,畏光、流泪,舌质绛红,无苔、脉弦细。

西医诊断:白塞氏病。

中医诊断:狐惑病。辨证气阴两虚,热毒内蕴。治则以益气养阴、凉血活血、清利湿热之法。

方:党参、黄芪、元参、生地黄、丹皮、赤芍、白芍、当归、女贞子、山茱萸、龙胆草、黄芩、栀子、泽泻、木通、车前子、滑石、甘草。方中党参、黄芪配甘草;当归配白芍益气养血。女贞子、山茱萸滋补肾阴;元参、生地黄、丹皮、赤芍凉血活血;龙胆草、黄芩、栀子、泽泻、木通、车前子、滑石清热利湿。

上方首服7剂,口腔溃疡愈合,眼疾充血减轻,先后连续治疗2个月余而愈。该患者为本院职工,随访2年无复发。

**讨论:**

现代研究有些学者认为公元2世纪张仲景所描述的狐惑病,与现代医学白塞氏病是同一疾病。也有的学者认为狐惑病与白塞氏病有不同之处。白塞氏病以口腔发病,而狐惑病以喉发病等有六点不同之证[1]。

**参考文献:**

[1] 方药中. 实用中医内科学. 上海科技出版社,1985:262.

# 小儿抽搐—秽语综合征施治个案

抽搐—秽语综合征,又称进行性抽搐症,多发性抽动症。多见于 2~12 岁男孩,目前病因尚不清楚,有家族史。研究者认为[1]本病是由于脑基底节多巴胺能神经元的靶细胞受体功能异常所致,脑内病理改变不详。临床表现为多发性抽动,头部及颈项突发、不自主、快速、反复向一侧扭动;伴随眨眼、歪嘴、耸肩动作。动作随意,不固定一种模式,随意性很强,不能自主控制,有时连续发作几次,家长提醒无效,睡眠时不发作。

抽搐—秽语综合征,可归属祖国医学"瘈疭""痉证"范畴。认为与心、肝、肾脏腑功能失调相关。肝肾亏虚,肝藏血,肾藏精、精血俱耗、水不涵木,肝阳偏亢,引动肝风而抽搐;或热邪亢盛,引动肝风,风火相煽而致病;或痰自内生,风痰互结而致病。

笔者收治 1 例,抽搐—秽语综合征患儿,辨证施治而愈,现报告如下:

钱××,男,9 岁,住闵宁镇,家长发现患儿 1 周来挤眉弄眼,双手不自动扭动,于 2010 年 3 月就医。余诊视患儿,神清,问答切题,患儿时而眨眼,歪嘴、双手指不自主快速扭动几下,自然停止,动作随意。追问病史,学习成绩一般,无同样疾病家族史,脑电图正常。舌质淡红,苔薄白,脉滑。

西医诊断:抽搐—秽语综合征。

中医诊断:抽搐,辨证肝肾阴虚,肝风内动,以滋补肾阴,平肝熄风为治则。选用《医学衷中参西录》镇肝熄风汤为加减。

方:玄参、白芍、当归、龟板、熟地黄、沙参、麦冬、天门冬、生龙骨、生牡蛎、天麻、代赭石、甘草、钩藤、川楝子。玄参、沙参、麦冬、天门冬养肺胃之阴以助制肝火;白芍、当归、川楝子、熟地黄疏肝养血以平冲;生龙骨、生牡蛎、龟板、天麻、钩藤、代赭石镇肝熄风;甘草调和诸药。

二诊时,家属代诉发作次数明显减少,效不更方,三诊四诊后一周来偶尔发作。先后治疗 2 个月而愈。电话回访 3 个月无复发。

**讨论:**

抽搐—秽语综合征,西药用氟哌啶醇疗效不肯定,副作用表现木僵状,肌张力不全等。本案以辨证施治而临床治愈,随访无复发,值得探讨。

**参考文献:**

[1] 李齐岳. 现代儿科诊疗手册. 中国协和医科大学联合出版社,1994:318.

# 儿童慢性特发性血小板减少性紫癜施治个案

特发性血小板减少性紫癜（ITP）是最常见的出血性疾病，特点是自发性出血、血小板减少、出血时间延长和血块收缩不良。按病程分为急性，指发病6个月以内；慢性病程6个月以上。不论何种类型，发病机理都与病毒感染后1~3周发病，患者血清中存在抗血小板抗体（PAIg）。急性期血小板抗体阳性率高达25%~60%[1]，多为IgM。而慢性期阳性率略低，多为IgG。目前认为急性ITP与慢性ITP发病机理不同，急性ITP系免疫复合物性疾病；而慢性ITP为自身免疫性疾病。

特发性血小板减少性紫癜，可归属于祖国医学血证范畴。肌衄、鼻衄、呕血、便血、溺血等诸证。病因由火邪和气虚所致。《景岳全书》："盖动者多由于火，火盛则逼血妄行。损者多由于气，气伤则血亦无存。"笔者认为慢性特发性血小板减少性紫癜，均为虚证，即气阳虚和阴血虚。气虚生血和摄血失调而出血；阴虚而虚火妄动出血。气血虚贯穿疾病全过程。施治以益气生血，统血；滋阴以凉血、止血为治则。笔者收治1例慢性特发性血小板减少性紫癜，经辨证治疗效果满意现报告如下：

洪××，男，11岁，患儿以双下肢皮肤出血点和青紫斑4个月余为主诉于2015年7月30日住宁夏人民医院总医院儿科，门诊血常规血小板13×10⁹/L，血小板相关抗体测定PAIgG0.3（参考值0~10），PAIgM1.3（参考值0~8）。

入院诊断：特发性血小板减少性紫癜。入院后应用丙种球蛋白、泼尼松、酚磺乙胺及维生素C治疗9d愈而出院。出院时血小板为463×10⁹/L，嘱定期门诊复查,出院 2 个月后血小板降至 43×10⁹/L,于 2015 年 10 月来本科医治,笔者接收治疗时病程已 6 个月以上,为慢性特发性血小板减少性紫癜。余诊视患儿全身皮肤无出血点,舌质淡红、苔薄白、脉弦滑。

中医诊断:气血虚。以健脾益气,固肾填精之法。

方:人参、黄芪、白术、当归、白芍、熟地黄、川芎、巴戟天、肉苁蓉、女贞子、山茱萸、枸杞子、鹿角霜、大枣、甘草。方中人参、白术、黄芪健脾益气,甘草、大枣助胃气;川芎、当归、白芍、熟地黄养血活血;巴戟天、肉苁蓉、鹿角霜温补肾阳;女贞子、山茱萸、枸杞子补益肝肾、阴血亏虚。

本方重用温肾之品。以上方化裁,每周测血常规,从 2015 年 10 月~2016 年 3 月 22 日,血小板从 43×10⁹/L 升至 100×10⁹/L。以后每月门诊复查血常规,血小板计数,一年来均为正常范围。

**体会:**

(1)目前治疗特发性血小板减少性紫癜,首选肾上腺糖皮质激素,对泼尼松治疗无效,或有依赖性者,可以中医辨证施治,难治性特发性血小板减少性紫癜可中西医结合治疗。

(2)治疗慢性特发性血小板减少性紫癜,中医辨证论治,本人主张益气生血,重在固肾填精。

(3)特发性血小板减少性紫癜,有出血倾向者,有的学者认为与毛细血管脆性相关,血小板量的减少与出血程度不成正比[1]。笔者见到 1 例脾切除术后血小板 320×10⁹/L,而死于大咯血。

**参考文献:**

[1] 上海第一医学院. 实用内科学. 人民卫生出版社,1973:1094.

# 小儿扩张型心肌病随访观察 27 年

儿童扩张型心肌病,又称充血型心肌病。儿童心肌病由心肌炎所致占 2%~5%[1],不明病因者占 85%~90%,笔者收治 1 例儿童心肌病,追踪观察 27 年,目前患者已 39 岁,仍然健在,从事日常工作,现报告如下:

刘××,女,12 岁,患儿以咳嗽 1 周为主诉于 1989 年 4 月就医。笔者查体时,发现心左界于乳线外 3cm(正常于乳线内 0.5~1cm),右界于右胸骨线外 2cm(正常右胸骨线上)。心尖部闻及 Ⅱ 级吹风样杂音,心律齐,心率 54 次/min,肝脾不大。

X 光胸片报告:心界扩大,以左心室为主,诊断扩张型心肌病。

心电图:窦性心律,窦性心动过缓,左心室肥厚。追问病史,患儿素体健康,善于短跑,成绩优异,平素无心悸,气短症状,体格发育不落后同龄儿童。舌质淡红,舌苔薄白,脉弦缓。

西医诊断:上呼吸道感染;扩张型心肌病。

嘱患儿平时注意事项和定期体检。27 年来,不定期就诊,心率减慢 38~46 次/min。无任何不适。

**讨论:**

关于儿童扩张型心肌病存活期[1],多数于发病 6 个月至 1 年内因心力衰竭死亡,5 年存活期率 60%。该患儿初发年龄不详,12 岁发现本病,至今已 39 岁健在。实属罕见。

成人扩张型心肌病病程和预后差异很大,有的在发病后数日内死亡;有的存活期长达 20~30 年[2]。

**参考文献：**

[1] 胡亚美,江载芳. 褚福棠实用儿科学. 人民卫生出版社,2002:1547,1548.

[2] 董宗祈. 原发性心肌病. 医学资料汇编,1978:234.

# 抗过敏性休克妙用独参汤个案

休克,是对临床所出现的综合征诊断名称,指人体由于某种不良因素所致,使机体有效循环量急剧减少;或血管床容积骤然扩大,从而导致组织的血液灌注量不足,使细胞缺氧,代谢障碍。临床出现血压下降,脉搏增快而无力,呼吸浅表而短促,四肢厥冷,少尿或无尿,表情淡漠或意识障碍等证候群。

休克属祖国医学亡阴、亡阳或厥证、脱证范畴,笔者在临床工作中应用独参汤治疗过敏性休克个案,现报告如下。

陈××,男,56岁,宁夏人民医院干部,患者以头晕2个月为主诉于1978年7月14日住中医科,临床检查无任何阳性体征记载,既往有高血压病2年。舌质淡红、苔薄白,脉弦。

脑血流图提示,双侧颈动脉血管弹性减弱,椎一基底动脉供血不足。

诊断:脑供血不足。

中医诊断:头晕。辨证为肝血亏虚,肝阳偏亢,以养血,柔肝,潜阳为治则。

于住院第4d,给予5%GS 500ml加胞磷胆碱500mg静滴,每日1次,当液体滴注大约100ml时,患者突然发冷、寒战,四肢厥冷,面色青灰,口唇及四肢末端青紫。即刻更换液体,给予吸氧、对症处理。30min后,体温40.2℃,大汗淋漓,表情淡漠,血压70/50mmHg,R 28/min,P 110/min,脉微细而数。

临床诊断:输液反应,过敏性休克。即刻给予扩容、纠酸、肾上腺糖皮质激素,阿拉明和多巴胺等升压药物,10min后血压100/70mmHg,在以后的48h治疗过程中,一直以升压药物维持,血压波动,70/50mmHg~80/60mmHg之间。余诊视患者,神清,表情淡漠、大汗出,四肢湿温,舌质红,苔薄白,脉微细而数。符合祖国医学,"亡阴"之证。嘱急煎西洋参 10g 300ml,分 2 次温服,服药后 12h,血压稳定在 110/70mmHg,T 37.5℃,R 18/min,P 88/min。服独参汤 24h 后各种生命指标平稳,24h 尿量 1500ml,停用降压药物,独参汤连服 4d,病情稳定。

**讨论:**

(1)关于亡阳证,亡阴证的探讨。当机体处于应激状态时,是元气(指真阴,真阳)虚衰所出现的证候。亡阴者见证,表情淡漠,汗出而肢温,脉微欲绝;亡阳者见证,表情淡漠,汗出而凉,或无汗,四肢厥冷、脉微欲绝。本案初起四肢厥冷,脉微欲绝为亡阳证;后转为大汗淋漓,四肢湿温,脉微欲绝为亡阴证。

(2)关于独参汤的使用。该患者在纠正休克治疗中,已用升压药物 48h,血压控制不稳定,当控制输液滴数,或减少升压药浓度时血压即刻下降。服独参汤 12h 血压开始稳定,逐渐减慢或减少升压药物直至停药,而血压平稳,说明独参汤有明显的升压作用,而使血压稳定。

(3)关于人参或西洋参的选择。人参,味甘微苦,性温;西洋参,味甘微苦,性凉。两者均为大补元气之品。人参重于益气温阳;而西洋参偏于滋阴生津。前者宜亡阳;后者宜亡阴,本案选用西洋参。

(4)现代医学研究[1]:人参和西洋参主要成分为人参皂甙,具有兴奋大脑皮层作用;强心改善血液循环,调解血压作用;增强机体应激能力。认为与人参对大脑层—脑垂体—肾上腺皮质系统有良好的作用相关。

**参考之献:**

[1] 江苏新医学院. 中药大辞典. 上海科技出版社,1985:31.

# 双侧卵巢囊肿中药施治个案

卵巢囊肿，可归属于祖国医学"积聚"范畴，积聚为腹内结块。正气亏虚则是积聚发病的内在因素。《景岳全书·积聚》："凡脾肾不足及虚弱失调之人，多有积聚之病。"气滞、血瘀、痰结形成积聚的主要病理变化。笔者以中药施治卵巢囊肿而愈，现报告如下：

杨××，女，35 岁，宁夏人民医院中医科护师。患者因双侧卵巢囊肿于 1985 年 5 月行双侧卵巢囊肿切除术后 1 年，自觉少腹隐痛，经妇科检查。

1986 年 7 月 4 日 B 超报告：右侧子宫角处可见 4.4cm×2.9cm×3.0cm 囊性肿物；子宫左上方可探及约 7.3cm×4.6cm×6.4cm 囊性肿物。

B 超诊断：盆腔双侧卵巢囊性占位性病变。本人要求中药治疗。余诊视患者，神清，面黄无华，舌体肿大，齿痕，舌质淡红，瘀斑，舌苔薄白，脉弦滑。

西医诊断：双侧卵巢囊肿。

中医诊断：积聚。辨证脾虚湿盛，湿聚成痰，痰湿互结。以健脾祛湿，行气破瘀治则。

方：党参、白术、茯苓、苍术、当归、白芍、川芎、三棱、莪术、土鳖虫、牛膝、枳壳、半夏、桂枝、甘草。方中党参、白术、茯苓、苍术健脾除湿；白芍、当归养血柔肝；川芎、枳壳、三棱、莪术、土鳖虫行气破瘀；牛膝、桂枝、半夏通经活络涤痰；甘草和中。

上方化裁，每周服药 6 剂，先后服药 3 个月余。B 超检查 6 次，囊肿逐渐缩小至消失。

1988 年 4 月 19 日 B 超报告：子宫 6.0cm×5.2cm×3.3cm，边界清晰光整，宫内回声均质，双侧附件区未见占位性病变。

B 超诊断：子宫及双侧附件区未见异常。

**讨论：**

现代医学认为卵巢囊肿，广义上属卵巢肿瘤范畴，好发于 20~50 岁女性，发病原因尚不清楚，认为与家族史，内分泌失调、环境污染等因素相关。主张手术治疗[1]。笔者中药施治有效。

**参考文献：**

[1] 乐杰. 妇产科学(第五版). 北京：人民卫生出版社，2001：334.

# 中医药辨证施治小儿难治性特发性血小板减少性紫癜个案

特发性血小板减少性紫癜(ITP)是儿科常见的出血性疾病,是由于患儿血清存在抗血小板抗体,破坏血小板所致,亦称免疫性血小板减少性紫癜。

难治性血小板减少性紫癜[1]系指用肾上腺糖皮质激素正规治疗,或脾切除无效者,血小板不能维持在正常范围内。笔者于1982年4月以中医药辨证施治治疗难治性ITP而愈,现报告如下:

张××,女,4个月龄,患儿于出生后1个月因全身皮肤出现帽针头大小出血点。先后两次住宁夏人民医院儿科。血小板计数3000~7000/$mm^3$,骨髓象产板巨核细胞正常。诊断:特发性血小板减少性紫癜。第二次住院期间输同型血100ml,用泼尼松正规治疗3个月。血小板计数:7000~10000/$mm^3$。余诊视患儿,神清,形体略胖,面色红润,面如满月,全身皮肤、躯干及四肢散在出血点,舌绛无苔,指纹淡红。

中医诊断:肌衄。该患儿生后发病,乃属先天禀赋不足,肾气亏虚、脾气不足,气不摄血;肾阴不足,虚火炽盛,血热妄行,溢于肌肤而为肌衄。辨证为气阴两虚、阴虚内热之候。故以补益脾肾,滋阴凉血,活血止血为治则。

方:人参、黄芪、巴戟天、肉苁蓉、枸杞子、女贞子、生地黄、黄精、赤芍、当归、白芍、白术、大枣、甘草。方中:人参、白术、黄芪益气生血摄血;生地黄、黄精、当归、白芍、赤芍滋阴凉血活血止血;巴戟天、肉苁蓉、枸杞子、女贞子补肾填精;大枣、甘草助脾益气。

上方化裁,服药 20 余剂,同步泼尼松减量停药,血小板升至 8 万~10 万/mm³。随访 1 年血小板正常。10 年后偶遇患儿家长,告知已愈。

**讨论:**

(1)关于特发性血小板减少性紫癜发病机理的探讨。按病程将 ITP 分为急性(病程<6 个月)和慢性(病程≥6 个月)两种类型。两种类型发病机理不同。但都与病毒感染相关。前者是病毒,与病毒抗体形成免疫复合物,血小板与免疫复合物结合而破坏血小板;为免疫复合物疾病。而后者是病毒改变了机体血小板自身的抗原性,刺激机体产生自身血小板抗体,其抗体与具有抗原性的血小板结合,而破坏血小板。系属于自身免疫性疾病。

(2)以中医理论对 ITP 的病因病机的探讨。特发性血小板减少性紫癜,以出血为主诉,可归属于祖国医学"血证""肌衄"范畴。《景岳全书·血证》:"盖动者多由于火,火盛则逼血妄行。损者多由于气,气伤则血亦无存。"小儿素体"稚阴稚阳",淫邪侵袭,易虚易实,易伤及气血,而致病。血小板减少,可归属于"血虚"范畴,血小板是血液重要成分之一,血虚是贯穿疾病的始终。出血是该病主证,瘀血是病理产物,二者互为因果。

本病以气虚、阴虚为其本,火邪炽盛为其标,火有虚实之分,虚火为阴虚所致,实火为外邪所化,见于实证热证。本患为先天禀赋不足,为气阴两虚之候。

**参考文献:**

[1] 郑国雄. 小儿常见难治疾病的治疗. 青岛出版社,1996:220.

# 中医药治疗小儿硬脑膜下腔积液个案

婴幼儿患中枢神经系统感染、头部外伤、新生儿缺氧缺血性脑病易并发硬脑膜下腔积液,西医治疗以硬脑膜下腔穿刺引流方法。笔者治疗 1 例因多次硬脑膜下腔穿刺,疗效不满意,采用中医药辨证施治而收效。现报告如下:

李×,男婴,6 个月龄,因化脓性脑膜炎并硬脑膜下腔积液于 1988 年 7 月 26 日住宁夏人民住院儿科,经抗生素治疗半个月,脑脊液常规检测恢复正常,但仍然持续性发热,体温 37.5℃~38.5℃,患儿烦躁不安,每行硬脑膜下腔穿刺引流后安静入睡。入院后笔者诊视前先后穿刺 10 次, 每次引出渗出液 10~30ml。余诊视患儿,神清、烦躁、面色晄白、呼吸平稳、舌质红、苔薄略白、指纹暗紫。

中医诊断:湿热内蕴。辨证外感风热,毒邪内陷。清利湿热,佐以凉血祛瘀之法。

方:葛根、黄芩、黄连、石膏、栀子、败酱草、玄参、生地黄、丹皮、赤芍、桃仁、红花、金银花、甘草。上方连服 5 剂,二诊时,热退,精神可,哺乳佳,舌质红,苔黄,指纹暗紫。

上方去石膏,加人参、白术、茯苓、土鳖虫,以益气健脾利湿,佐以凉血活血祛瘀。继续服 10 剂。三诊时,精神好,哺乳佳,入睡安静,颅骨透光试验阴性。在服中药期间已停穿刺引流。

**讨论:**

(1)硬脑膜下腔积液是小儿化脓性脑膜炎并发症之一,发病机理认为是脑膜浅静脉炎性栓塞,导致局部血管渗透性增高,渗出液进入硬脑膜下腔所致,治法仅能穿刺引流,但反复穿刺增加感染机会。

（2）祖国医学无对该病的记载,笔者认为"化脑"并硬脑膜下腔积液,其病因病机为外感湿热淫邪所伤,气不化湿,湿热相结,伏于上焦,湿热久羁,瘀阻脉络。小儿素体"稚阴稚阳",淫邪侵袭,伤及正气,施治时注重扶正祛邪,方中以人参、白术、茯苓健脾扶元;玄参、生地黄、丹皮、赤芍滋阴凉血;重用黄芩、黄连、栀子、败酱草、金银花清热解毒;桃仁、红花、土鳖虫破瘀散结,以达一扶二清三化之功。

# 中医中药治疗小儿过敏性紫癜
# 反复发作并紫癜肾炎案例

过敏性紫癜,是由某种因素引起的一种变态反应性疾病。现代医学归类于风湿病范畴,其主要病理变化是全身性真皮内毛细血管炎性渗出,临床以皮肤紫癜、消化道出血、关节肿痛和肾脏病变四大症状群临床表现。国内报导30%~50%的患者出现肾脏损害,病情反复发作并肾脏损害者预后不良。

笔者于 2013 年 4 月诊治 1 例过敏性紫癜反复发作并肾脏病变,以中医中药辨证施治而愈,随访 3 年无复发。现报告如下:

王××,男,4 岁,患儿以"过敏性紫癜并血尿"1 年之内反复发作 3 次就医。前 2 次由某医院以泼尼松正规治疗而愈。近 1 周来以"感冒"为诱因,双下肢皮肤和口腔黏膜出血点,尿常规蛋白微量,红细胞 30~50/HP。神清,身体羸瘦,咽部充血,可见滤疱,扁桃体不肿大,舌质红,少苔,指纹暗红。

西医诊断:①过敏性紫癜并紫癜肾炎。②疱疹性咽炎。

中医诊断:①血证。肌衄,溺血。②外感风寒,寒从热化。

过敏性紫癜并紫癜肾炎,属祖国医学"肌衄""溺血",为血证范畴。《景岳全书·血证》:"盖动者多由于火,火盛则逼血妄行。损者多由于气,气伤则血亦无存。"该患身体羸瘦,正气不足,外感淫邪,风寒化热,火邪炽盛,耗气伤阴,气不摄血,血热妄行从而溢血、溺血。治则以疏散风热,益气滋阴,凉血止血之法。

方:金银花、连翘、人参、黄芪、生地黄、丹皮、防风、赤芍、地榆、茜草、大蓟、白茅根、荆芥、乌梅、甘草。方中金银花、连翘、防风、荆芥疏散风热；人参、黄芪益气摄血；生地黄、丹皮、赤芍、地榆、茜草、大蓟、白茅根、乌梅滋阴凉血，活血止血；甘草和中。

上方化裁，治疗 1 个月，出血点消失，3 年来尿常规多次复查正常，目前患儿已上学。

**讨论：**

（1）该病属于现代医学变态反应性疾病，可伴有荨麻疹、血管神经性水肿。该病具有发病急，符合风邪致病，风者而善行数变。笔者施治务必先行疏风之品。再者小儿素体"稚阴稚阳"，易伤正气，不可忽视，扶正固元。

（2）笔者重用乌梅[1]，性味酸平、无毒、具有收敛生津，除骨蒸治诸血之动，现代研究认为[2]具有抗过敏作用。

**参考文献：**

[1] 成都中医学院. 常用中药学. 上海人民出版社，1973：424.

[2] 江苏新医学院. 中药大辞典. 上海科学技术出版社，1985：464.

# 口腔潴留性囊肿施治案例

口腔潴留性囊肿不属于真性肿瘤,是一种病理性囊腔,内含液体或半流体样内容物,绝大多数有上皮细胞衬里。按其来源分为牙源性囊肿、发育性囊肿和潴留性囊肿(如黏液腺囊肿、舌下腺囊肿)。

口腔潴留性囊肿,祖国医学称之"痰包""匏舌""重舌"《医宗金鉴·外科心法要诀》:"此病生于舌下,结肿如匏,光软如棉、塞胀舌下,有妨饮食、语言、色黄不痛由稽痰涎,流注而成。"病因病机《紫珍集·痰包》:"此证因痰饮,乘火流行,凝舌下结成泡肿。"本病为水液内停,痰聚而成痰饮之疾。以健脾燥湿、活血化瘀、兼清内热之法。方:党参、白术、茯苓、苍术、川芎、三棱、莪术、土鳖虫、赤芍、升麻、丹皮、甘草。方中党参、白术、茯苓、苍术健脾燥湿;川芎、三棱、莪术、土鳖虫活血祛瘀;赤芍、升麻、丹皮清泄胃中郁热;甘草和中。采用治疗前后自身对照,随访 6 个月,无复发者为痊愈。

笔者先后收治多例口腔潴留性囊肿,用中药施治,疗效满意。现将 3 例典型个案报告如下:

**例 1**:余××,男,42 岁,宁夏大学汉语老师。以下唇肿物反复溃破 6 个月余于 1976 年 6 月入宁夏人民医院口腔科就医。下唇黏液腺囊肿,本人不接受手术转中医科治疗。余诊视患者,肿物于下唇右外侧、1/3 处 1.0cm×1.0cm 大小,呈灰白色,中心部见 0.3cm×0.3cm 溃疡面。舌质红,舌苔薄略黄,脉弦滑。

西医诊断:下唇黏液腺囊肿并溃疡。

中医诊断:痰包。辨证痰湿瘀结。

以上法施治,先后服药 15 剂,肿物消失溃疡愈合,局部遗留凹陷瘢痕,1 个月后恢复,随访 2 年无复发。

例 2:朱××,男,36 岁,中宁县人。舌下包块 2 个月余,于 1979 年 3 月经本院口腔科介绍来就医。自诉舌下包块 2 个月经常溃破、流出黏液后包块缩小,反复再发 4~5 次。局部检查于左侧舌下腺区可见 1.5cm×1.5cm 肿物。舌质红少苔,脉滑数。

西医诊断:舌下腺囊肿。

中医诊断:痰包。辨证痰湿瘀结。

以上法中药施治,服药 12 剂肿物消失,2 年半后信访,无复发。

例 3:赵××,女,24 岁,本院工人。1979 年 6 月以下唇肿物半月余为主诉,经本院口腔科介绍就医。于下唇内侧居中可见 0.8cm×0.8cm 囊性肿物,影响口唇闭合,舌质淡红,苔薄白,脉弦滑。

西医诊断:下唇黏液腺囊肿。

中医诊断:痰包。辨证痰湿瘀结。

以上法施治,服药 12 剂肿物消失,随访 6 个月无复发。

**讨论:**

口腔黏液腺囊肿和舌下腺囊肿都属于潴留性囊肿,多因腺体导管堵塞;或腺体破坏,黏液潴留所致,其囊壁衬有上皮细胞和组织。内含半流体样黏液。表面覆有黏液膜组织。西医手术有创伤性和复发性可能[1]。笔者以中医理论:"脾之含肉也,其荣唇也。""脾开窍于口"。脾失健运,水湿停滞,胃热熏蒸,湿聚成痰,痰湿互结而发病。以健脾燥湿、活血祛瘀、兼清内热,有利于堵塞导管开放,排除潴留液,改善局部循环,减轻炎性反应,促进吸收和纤维化[2]。从而肿物消失,修复组织功能。

**参考文献:**

[1] 四川医学院. 口腔医学. 北京:人民卫生出版社,1988:100.

[2] 陈可翼. 血瘀证及活血化瘀治法研究. 中西医结合杂志,1988·10(8):584.

# 中西医结合治疗肾病综合征并发急性
# 肾上腺皮质功能不全案例

　　急性肾上腺皮质功能不全临床罕见,笔者收治 1 例由于后天因素引发急性肾上腺皮质功能不全患者经中西医结合治疗痊愈。随访 5 年原发病肾病综合征无复发。现报告如下:

　　于××,男,10 岁,患者因"肾病综合征"6 个月,于 1983 年 8 月 20 日住宁夏人民医院儿科,住院 2 个月,因病情缓解,家长要求带药出院门诊治疗,口服泼尼松 20mg/d,顿服。一周来家长未按医嘱指导用药,自行停药。患儿以恶心、频繁呕吐、腹泻 1d 为主诉于 1983 年 10 月 28 日急住中医科。T 36.5℃,R 30/min,P 100/min,BP 90/60mmHg。神清、表情淡漠、呼吸表浅、脱水外貌,眼窝凹陷,口唇樱红而干燥。皮肤弹性差,四肢厥冷、无脑征,双肺清晰、心音低钝、心率 100 次/min,律齐、各瓣膜听诊区无杂音,腹部平软,肝脾未及、双膝腱反射未引出,病理反射阴性,末梢血象、血红蛋白 12g%,白血球 16000/mm$^3$,N 76%,L 24%,尿常规:蛋白++++,红血球满视野。血清钠 110mEq/L(参考值 137~147mEq/L)血清钾 3mEq/L(参考值 3.5~5.3mEq/L)二氧化碳结合力 8mEq/L(参考值 10~20mEq/L)。

　　西医诊断:①急性肾上腺皮质功能不全,并脱水代谢性酸中毒。②原发性肾病综合征。

　　中医诊断:脱证;溺血。

　　入院后扩充体液循环量,纠正酸中毒和水电解质平衡紊乱。同步给予氢化可的松及预防抗感染治疗。24h 后脱水酸中毒纠正,电解质检测正常范围,患儿精神状态良好,体检正常。

后期治疗以激素冲击疗法和中医药施治治疗方案。地塞米松按 1mg/(kg·d),静滴 3d,休息 4d,每疗程 1 周共用 3 个疗程。蛋白转阴以泼尼松 20mg/d,顿服,2 周后开始减量,每周减 2.5mg,致停药。

同步以中医药辨证施治,患儿无浮肿,无低蛋白血症,无高胆固醇血症,以血尿和蛋白尿为主证,舌质红,少苔,脉细弱。为脾肾两虚,气不摄血,肾不藏精。以健脾益肾,补气摄血,固肾涩精为治则。《景岳全书》左归饮方加减。人参、黄芪、熟地黄、山药、山茱萸、茯苓、枸杞子、白茅根、紫草、金樱子、桑螵蛸、五味子、炙甘草。方中人参、黄芪、山药、炙甘草补气摄血;熟地黄、山茱萸、枸杞子、金樱子、桑螵蛸、五味子固肾涩精。白茅根、紫草、茯苓利尿止血。上方化裁,先后治疗 2 个月而愈出院。随访 5 年无复发。

**讨论:**

(1)长期应用肾上腺糖皮质激素患者,不可随意骤然停药。发生急性肾上腺皮质功能不全或肾上腺危象,不及时治疗有生命危险。

(2)长期服用肾上腺糖皮质激素患儿,有潮热、汗出、不畏寒、一派阴虚内热之证,宜重用滋阴凉血之品。

# 甲状腺腺瘤中医辨证施治案例

　　甲状腺腺瘤为常见病,女性居多,与男性比例 5:1~6:1[1]。一般好发年龄 30~50 岁,受累甲状腺呈不均匀肿大,腺瘤边界清楚,中等硬度,生长缓慢,甲状腺功能亢进发生率为 20%,如果伴有甲状腺功能亢进者,称之毒性甲状腺瘤,甲状腺腺瘤属于良性肿瘤,但有 10%发生癌变[1]。

　　本病相当于祖国医学"瘿瘤"之病名,宋·王怀隐《太平圣惠方·瘿气咽喉肿塞》:"夫瘿气咽喉肿塞者,由人忧恚之气,在于胸膈,不能消散,搏于肺脾也。咽门者,胃气之道路;喉咙者,肺气之往来,今二经俱为邪之所乘,则经络痞塞,气不通宣,故令结聚成瘿,致咽喉肿塞也。"

　　其病乃因情志所伤,肝气郁结,久郁化火,灼阴成痰,痰热互结,壅塞经络,气机不畅,气血瘀滞,血脉不行。气、痰、瘀三者交合为瘿。

　　笔者收治 1 例甲状腺腺瘤患者,辨证施治临床治愈,现报告如下:

　　王××,女,34 岁,患者以偶然发现颈前肿物 1 周于 1984 年 6 月就医。余诊视患者,于喉左侧甲状腺略饱满,扪及蚕豆大肿物,中等硬度、随吞咽动作而动,无触痛。

　　B 超示:左侧甲状腺内见 1 枚低回声结节,1.4cm×1.4cm,边界清楚回声不均匀,周围可见血流环绕。全腺体回声均匀。B 超诊断:左侧甲状腺腺瘤。右侧甲状腺未见异常。

　　追问病史,无乏力、无心悸气短、无食欲亢进和自汗;不发热,无畏寒肢冷,甲状腺区无疼痛感等不适症状。舌质淡红,苔薄白,脉弦滑。

西医诊断:左侧甲状腺腺瘤。

中医诊断:瘿瘤。辨证痰湿互结,气滞血瘀。素体脾虚,情志所伤,肝失条达,脾虚不运,痰湿内停,气滞血瘀。以行气活血消瘿之法。

方:人参、白术、茯苓、柴胡、青皮、陈皮、白芍、当归、生地黄、赤芍、半夏、浙贝母、昆布、海藻、夏枯草、生牡蛎。方中人参、白术、茯苓益气健脾;陈皮、半夏理气化痰;浙贝母、昆布、海藻、夏枯草、生牡蛎软坚散结;白芍、当归、生地黄、赤芍养血活血;柴胡、青皮疏肝解郁。以达虚者补之,坚者消之。活血选加三棱、莪术、土鳖虫、桃仁、红花、先后服药 2 个月余,肿物消失,双侧甲状腺对称,未扪及包块。

复查 B 超:双侧甲状腺大小正常、包膜完整,腺体回声均匀。随访 1 年无复发。

**讨论:**

笔者施治该病为首例,患者不愿接受手术而求治,瘿瘤病理为气滞、痰凝、血瘀。中医认为"正气内存,邪不可干,邪之所凑,其气必虚。""脾为生痰之源"的理论,脾气虚弱为其本。故以健脾益气扶其正;活血祛瘀涤痰治其标,标本兼顾而生效。

**参考文献:**

[1] 武汉医学院. 外科学. 北京:人民卫生出版社,1981:289.

# 施治婴肝综合征案例

　　婴肝综合征,是指 1 岁以内婴儿由各种原因引起的黄疸,肝功能损害及肝脏肿大等一系列临床证候群,血清胆红素>24.2umoL/L,肉眼可见巩膜、黏膜、皮肤及体液呈现黄染。根据胆红素代谢,黄疸发生的原理,可分为肝前性黄疸、肝细胞性黄疸和肝后性黄疸 3 种。病因多与感染、肝细胞损害,胆汁浓缩或肝外胆道狭窄等诸多因素相关。

　　祖国医学黄疸亦称黄瘅、盖疸与瘅通。黄疸之名,首见于《素问·平人气象论》:"溺黄赤,安卧者,黄疸……目黄者曰黄疸。"其病因提出与湿相关。《素问·六元正纪大论》:"溽暑湿热相薄,争于左之上,民病黄瘅而为胕肿。"《灵枢·经脉篇》:"脾所生病者……溏瘕泄,水闭,黄疸","肾所生黄病者……黄疸肠澼。"说黄疸病机是湿热相搏而致,与脾肾相关。治疗汉·张仲景《伤寒论·辩阳明病脉证并治》:"阳明病……此为瘀热在里,身必发黄,茵陈蒿汤主之。"

　　儿科治疗婴肝综合征,首选肾上腺糖皮质激素,每日 2mg/(kg·d),疗效不理想者配合中药施治。笔者仅介绍 1 例患者,应用肾上腺糖皮质激素黄疸不见消退,采用中药施治,同步逐渐停用肾上腺糖皮质激素,取得满意效果,现报告如下:

　　李×,男,4 个月龄。以自生后 4 个月来持续性皮肤黄疸为主诉于 1987 年4 月住宁夏人民医院儿科 10 天,经治疗皮肤、巩膜、手足心黄染无改善。总胆红素 32umoL/L,参考值(3~20umol/L)直接胆红素 20umol/L,参考值(1.7~6.8umol/L)谷丙转氨酶 173u/L。参考值(13~40u/L)。谷草转氨酶 63u/L,参考值(13~40u/L)余诊视患儿并追问病史,哺乳佳、无呕吐、小溲赤黄、全身皮肤、手足掌心及巩膜黄染,色泽鲜艳,光泽,舌质红,无苔,指纹暗紫。

西医诊断:婴肝综合征。

中医诊断:黄疸,阳黄。为肝胆湿热。先天禀赋不足,肝肾亏虚、脾气不足、脾虚不运,湿自内生,湿邪化热,湿热相合,熏蒸肝胆,胆液阻遏,溢于肌肤,色如熏黄。以清热化浊、利湿退黄主之。

以《医学传灯》茵陈四苓散方加减,茵陈、党参、白术、茯苓、猪苓、泽泻、藿香、草蔻、大枣、甘草。方中党参、白术、茯苓、猪苓、泽泻健脾利湿;大枣、甘草益气助脾;茵陈清热利湿;藿香、草蔻等芳香化浊,助化湿退黄。

服药1周,黄疸逐渐消退,继以上方施治,3周后复查肝功胆红素及转氨酶均正常痊愈出院。

**讨论:**

婴肝综合征,不属于单独疾病,婴儿发病与感染相关为肝性黄疸;新生儿溶血性黄疸;或浓缩性胆汁综合征[1],上述类型黄疸均可采用中医药辨证施治。

**参考文献:**

[1]陈家伟,侯熙德,王洁民.临床综合征手册.江苏科学技术出版社,1997:74.

# 中西医结合治疗系统性(全身)硬皮病个案

　　在现代医学中将硬皮病归类于风湿病,属于自身免疫性疾病,患者血清中存在多种特异性自身抗体和类风湿因子[1],50%~80%抗核抗体(ANA)阳性,抗硬皮病70型抗体(SCL-70)阳性,大约30%患者类风湿因子阳性。笔者于1996年6月治疗1例系统性硬皮病,病情缓解,现报告如下:

　　王××,男,24岁,宁大四年级学生。患者双侧手指、足趾、面部及颈部皮肤、肌肉僵硬1年就医。自感畏寒肢冷,倦怠乏力,食欲佳,二便通调,不发热,神清,面部表情呆滞,双手指及足趾呈现蜡黄样僵硬,扪及寒凉,指、趾关节活动受限,自诉握笔书写有一定难度。两侧面颊、鼻端、软组织僵硬,鼻端软组织萎缩,颈部软组织寒凉无弹性。四肢和躯干皮肤弹性良好,无肿胀,常温,活动不受限,舌质淡红,苔薄白,脉沉细。依据美国1980年该病诊断标准[1],该患者符合系统性硬皮病诊断标准。

　　西医诊断:肢端型系统性硬化病。

　　中医诊断:皮痹。

　　硬皮病,符合祖国医学,皮痹病名[2],归属于"虚劳"、"瘀证"范畴,虚劳之证可谓元气亏虚,精血不足,致使脏腑、血脉、四肢、百骸不得阳气温煦,不得阴血濡养。阴寒内盛,凝结腠理、寒凝气滞,气血不通,全身皮肤顽硬。治则以温肾壮阳、益气养血、温经散寒、活血通络。

　　方:人参、黄芪、当归、白芍、仙茅、仙灵脾、菟丝子、巴戟天、肉苁蓉、鹿角霜、川芎、桂枝、鸡血藤、桃仁、红花、牛膝、甘草。方中人参、黄芪、当归、白芍益气生血；仙茅、仙灵脾、菟丝子、巴戟天、肉苁蓉、鹿角霜补肾壮阳；川芎、桂枝、鸡血藤、桃仁、红花、牛膝温经通络，活血祛瘀，甘草和中。同步予以泼尼松30mg/d，顿服。

一个月后手足温热，减量停之。中药上方化裁，相继治疗半年之久，改服金匮肾气丸，病情稳定。20年后偶遇该患者，在某中学任教，病情无发展，能从事正常工作，已娶妻生子。

**讨论：**

该病的诊断，主要依据临床症状和体征，儿童死亡率 25%~50%[3]，一般生存期 6 个月至 10 年。成人资料缺如。该患者症状缓解 20 年，能从事正常工作。

**参考资料：**

[1] 陈灏珠,林果为,王吉耀. 实用内科学(第 14 版). 人民卫生出版社,2014 年:3638.

[2] 方药中. 实用中医内科学. 科学技术出版社,1985:498.

[3] 胡亚美,江载芳. 诸福棠实用儿科学. 人民卫生出版社,2002:686.

# 中医药治疗小儿过敏性紫癜并腹痛个案

　　过敏性紫癜,最常见的症状是皮肤黏膜出血点和瘀斑,大约有 2/3 病人出现消化道症状[1],最常见的症状是腹痛。笔者治疗 1 例过敏性紫癜并腹痛患儿,从中有些个人体会报告如下。

　　岳××,女,10 岁,住院号 00124,患儿以双下肢皮疹 5d,腹痛 3d,于 1981 年 3 月 11 日住宁夏人民医院儿科,患儿素体健康,近 5 天来双下肢出现大小不等鲜红色皮疹,3d 来阵发性剧烈腹痛,伴恶心、呕吐、黑便。尿不红、低热、体温 37.5℃~37.8℃。神清、痛苦面容、心肺正常,腹部略膨隆,无肠形,全腹压痛,无肌紧张,无反跳痛。肠鸣音不亢进。双下肢散在 1~3mm 大小出血性皮疹。鲜红色,压之不褪色,血色素 12.4g%,白细胞 6200/mm³,血小板 17 万/mm³。

　　诊断:过敏性紫癜,腹型。入院后给予抗过敏药物和解痉药物,腹痛无缓解,呕吐日达 2~3 次,胃内容。一诊患儿,神清,精神萎靡、面色不华、舌质红苔薄白、脉滑。

　　中医诊断:肌衄、腹痛。辨证外感风热、血热发斑。以疏散风热、凉血止血、活血止痛之法。

　　金银花、连翘、防风、荆芥、玄参、生地黄、丹皮、赤芍、川芎、桃仁、红花、木香、香附、甘草。2 剂,煎服,早晚分服。

　　二诊时患儿仍然腹痛,持续性隐痛,阵发性加剧,纳差少食,大便溏、潜血强阳性。舌质红、舌薄白,脉弦滑。仍依上法施治,加止血之品仙鹤草、地榆炭、茜草,2 剂。每日 1 剂,煎服。

三诊时,病情无缓解,呕吐、纳差、精神不振、痛苦表情、舌红苔白、脉滑。

调整上方:党参、白术、木香、炒白芍、香附、乌药、生蒲黄、五灵脂、乌梅、甘草。

3剂,服药第1剂,翌日腹痛缓解,疼痛可以忍受,3剂服完腹痛完全缓解,精神好,食欲改善,无恶心呕吐,大便成形,潜血阴性,皮肤无新发出血性皮疹,原出血点色泽变暗,逐渐消退,痊愈出现。

**体会:**

本证属中医"血证"、"发斑"范畴,为外感风热淫邪所致,风热化火,血热妄行而肌衄、下血。该患儿腹痛为主证、一诊、二诊时,以疏散风热、凉血止血、活血止痛、重用寒凉之品、不但耗气伤正、又助气滞不行,腹痛更甚,调整方剂,党参配白术、甘草健脾益气;香附配乌药,木香伍白芍理气止痛;生蒲黄伍五灵脂活血止痛;乌梅滋阴生津而收敛。

**参考文献:**

[1] 胡亚美,江载芳. 诸福棠实用儿科学. 人民卫生出版社,2002:689.

# 中西医结合治疗左下肢深部静脉血栓形成个案

静脉内血栓形成三种因素,血流速变慢、血液凝固性增高和静脉内膜损伤。诱发血栓形成常见于大手术后、产后等因素。笔者收治 1 例因胆囊切除术后而诱发,左下肢深部静脉血栓形成个案,现报告如下:

宋××,女,59 岁,本科护师家属。患者因慢性胆囊炎急性发作,并胆石症,于 1992 年 6 月 21 日住宁夏人民医院外科行胆囊切除术,24h 后左下肢逐渐肿胀,患肢凉,自觉麻木、隐痛、趾端活动受限。外科所见,左下肢肿胀、皮肤发亮、触之僵硬,局温较健肢凉,足趾青紫,左膝上 10cm 处,较健肢周长长 10cm,患肢膝下 10cm 处,周长较健肢周长长 5cm。

诊断:左下肢深部静脉血栓形成。予以尿激酶、蝮蛇抗酸酶,低分子右旋醣酐、丹参、阿司匹林等药物溶栓、抗凝。先后治疗 9d,症状无改善,本人要求于 1992 年 6 月 30 日转中医科治疗。中医科继用低分子右旋醣酐和丹参注射液常规治疗,以中医药辨证施治。

深部静脉血栓形成,可归属祖国医学"瘀证"范畴。本例,老龄,手术伤正,气虚不运,气滞血瘀、肢体肿胀、寒凉青紫、痹阻脉络。

中医诊断:瘀证。以益气温经、养血活血、祛瘀通络为治则。

方:生黄芪、党参、当归、白芍、生地黄、熟地黄、川芎、桃仁、红花、牛膝、丹参、防己、桂枝、三七粉、土鳖虫、血竭、甘草等。重用黄芪,上方化裁、服药 2 周,自诉患肢麻木、隐痛、肢体寒凉好转,远端色泽淡红,按原处测量肢周长较对侧,上下各端短 3cm。

住院第99d静脉造影X光片报告:左腿胫前静脉、胫后静脉、腓静脉显影良好。腘静脉充盈。在腘静脉与股静脉交界区静脉完全梗阻,近端股静脉未显影。在梗阻外侧方有交通支形成。诊断:①左下肢腘静脉及股静脉交界区静脉血栓形成。②梗阻外侧方交通支形成。

该患者共住院108d,出院时患肢运动自如,轻微肿胀。

**讨论:**

(1)静脉血栓形成是外科手术常见并发症之一[1],一般在72h内快速溶栓,本患无明显效果,后期以中医药辨证施治、以益气养血、活血祛瘀、促进患肢侧肢循环重建,达到临床治愈。

(2)关于侧肢循环重建问题的讨论:笔者认为梗阻的静脉,有侧支、交通支存在。如股静脉在经过中[2],接受相当股动脉分支同名的静脉的分支和交通支,这是梗阻重建侧支循环的必备条件。

**参考文献:**

[1]武汉医学院. 外科学. 人民卫生出版社,1981:683.

[2]中国医科大学. 人体解剖学. 人民卫生出版社,1984:362.

# 中医药辨证施治重症肌无力——左上眼睑下垂个案

重症肌无力,是一种神经——肌肉传递功能障碍的慢性疾病,目前趋向认为是一种自身免疫疾病,8%~18%患者可伴甲状腺功能紊乱,10%~20%患者可伴有胸腺肿瘤。一般分为局限型、全身型和爆发型。

笔者接纳治疗1例局限型重症肌无力,疗效满意,现报告如下:

张××,女,36岁,甘肃人,某空军总部队随军家属。患者以左上眼睑下垂1周为主诉于2010年6月就医,1周来无明显诱因左上睑无力,逐渐下垂、眼裂缩小。晨起时,双眼眼裂对称,30min到1h后,左上眼睑上提无力而下垂,无力自控运动,视物受到影响。余诊视患者,左上睑下垂,眼裂呈缝隙,上提不能。X光胸片正常。T3、T4正常范围。测新斯的明试验,呈阳性结果。舌质淡红,舌苔薄白,脉弦滑。西医诊断:局限型重症肌无力。中医诊断:虚劳。

重症肌无力,祖国医学尚无记载,笔者认为可归属"虚劳"范畴。在治疗虚劳证方面,祖国医学有丰富的经验。宋·许叔微《本事方》《本事续集》中[1],对虚劳之证,强调治从脾肾。严用和《济生方·五脏门》中,对五脏六腑虚证论治,提出了"补脾不如补肾"的治疗原则。本例以健脾补肾为治则。

方:人参、黄芪、白术、茯苓、白芍、当归、川芎、仙茅、仙灵脾、鹿角霜、菟丝子、枸杞子、女贞子、山茱萸、生地黄、甘草。方中人参、黄芪、白术、茯苓健脾益气;白芍、当归、川芎养血活血;仙茅、仙灵脾、鹿角霜、菟丝子、枸杞子、女贞子、山茱萸、生地黄补肾填精,甘草和中。

上方化裁,相继治疗 2 个月,临床治愈,随访 3 个月无复发。

**讨论:**

关于重症肌无力的预后问题,局限型而局限于眼睑者,不影响生命。而进展迅速的全身型和爆发型易致危象。儿童重症肌无力大多局限眼外肌和提上睑肌[2],预后较好。

**参考文献:**

[1] 方药中. 实用中医内科学. 上海科技出版社,1985:499.

[2] 上海第一医学院. 内科学. 人民卫生出版社,1981:987.

# 中医药辨证施治正常血钾型周期性瘫痪个案

周期性瘫痪，是一种与钾代谢障碍有关的呈现周期性发作的弛缓性瘫痪。病因不明，少数人有家族史。根据发作时血钾的变化，分为低血钾型、高血钾型和正常血钾型。笔者收治 1 例正常血钾型周期性瘫痪患者，以中西医结合治疗，病情缓解而稳定，现报告如下：

李××，男，36 岁，盐池人，农民，患者以间发性左下肢无力，不能行走半年，加重半月为主诉于 1990 年 6 月 21 日收住宁夏人民医院中医科。近半年来不明诱因，在行走中突然左下肢无力，不能行走，而蹲坐半小时后缓解，可自行走路，但自觉左下肢无力。半年曾先后发作 2 次，而近 2 周相继发作 3次，家族史无特殊记载。无甲状腺功能亢进病史。余诊视患者，步态正常，无跛行，双侧膝腱反射引出。舌质淡红，苔薄白，脉弦。

西医诊断：周期性瘫痪。

中医诊断：虚劳。入院后测钾 4.5mEq/L（参考值 3.5~5.3mEq/L），患者于入院第四天下午，行走时同样发作 1 次，同步测血钾正常范围，认定该患为血钾正常型周期性瘫痪。

周期性瘫痪，祖国医学尚无对该病的记载和论述。笔者根据病症特点，间发性、突发性、下肢麻痹可归属虚劳范畴。虚劳有阳虚、阴虚、气虚、血虚。该患者为气血虚劳之证。依"补脾不如补肾"之说，故以益气养血，固肾填精为治则。人参、黄芪、白术、茯苓、当归、白芍、熟地黄、阿胶、山茱萸、女贞子、肉桂、川芎、鸡血藤、巴戟天、鹿角霜、肉苁蓉、甘草、牛膝、桃仁、红花。方中人参、黄芪、白术、茯苓、当归、白芍、熟地黄、阿胶益气养血；肉桂、山茱萸、女贞子、巴戟天、肉苁蓉、鹿角霜补肾填精；川芎、鸡血藤、牛膝、桃仁、红花行气活血通络，甘草和中。治疗期间同步给予生理盐水和维生素 C 静脉滴注。治疗期间，再无发作，共住院 32d 出院。

**讨论：**

周期性瘫痪，大多伴有血清钾变化，以低血钾型最为常见。一般治疗给予口服 10%氧化钾 30ml/d。

高血钾者给予利尿剂，利尿排钾。发作时血钾正常者同步静脉给予生理盐水。本例经中医药辨证论治，住院期间再无发作，病情稳定，或者延长了发作周期，中医对该病的治疗值得关注。

# 中医药治疗急性尿潴留个案

急性尿潴留,多因膀胱颈或前尿道梗阻所致。常见于前列腺增生肥大。笔者以中药施治 1 例尿潴留 20h,拒绝膀胱穿刺引流尿液,急请会诊病例。用中药治疗和局部轻轻按摩,尿液自行排出。

赵××,男,72 岁,因前列腺增生并肥大,于 1986 年 5 月 20 日住宁夏人民医院泌尿外科,因 20h 不能自主排尿,小腹胀痛,急请会诊。余诊视患者,形体消瘦,痛苦表情,舌质红,苔黄腻,脉弦数。

中医诊断:癃闭。辨证肾气不固,膀胱气化失司。以急者治其标,缓者治其本。故以化气利水为治则,五苓散《伤寒论》方加味施治。

方:党参、白术、茯苓、猪苓、泽泻、桂枝、萹蓄、瞿麦、车前子、滑石、栀子、甘草。方中:党参健脾益气;白术、茯苓、猪苓、泽泻助脾化水;桂枝助膀胱气化,通阳利水;萹蓄、瞿麦、车前子、滑石、栀子清利下焦湿热;甘草和中。

上方急煎,患者服药后大约 40min,在家人轻按小腹,患者自行排尿,其后连服 2d,均自行排尿。

**讨论:**

(1)急性尿潴留,与祖国医学"癃闭"病名一致,小便不利,点滴而短为"癃";小便闭塞,点滴不通者为"闭",一般合称为"癃闭"。其因气结、湿热、瘀血阻碍膀胱气化;或机体中气不足;或肾气亏虚,均可导致膀胱气化不利。

(2)五苓散由白术、茯苓、猪苓、泽泻、桂枝组成,本方健脾淡利、气化利水之功,笔者以此方,治疗癃闭,甚效。

# 盘状红斑性狼疮并下唇溃疡中医施治个案

2004 年 4 月者笔者接纳 1 例盘状红斑性狼疮并下唇溃疡患者,以中医药施治而愈,随访 10 年无复发,现报告如下:

何××,男,46 岁,教师,患者于 3 年前因面部起红斑样皮损并下唇溃疡,于某医院皮肤科诊断"盘状红斑性狼疮并下唇溃疡",予以"泼尼松"治疗而愈。停药后反复发作,仍以上法治疗有效。近 2 周来病情复发就诊。余诊视患者于左侧鼻旁面部可见 5 分硬币大盘状皮损,呈暗红色,中心凹陷,表面黏着鳞屑。下红唇右侧可见 1.0cm×1.0cm 溃疡面。舌质红,苔薄略黄,脉弦。

西医诊断:盘状红斑性狼疮并下唇溃疡。

中医诊断:阳疮。辨证阳热毒邪伤阴伤气,瘀阻肌腠而发病,以清热解毒、滋阴凉血、佐以固肾填精之法。

方:金银花、连翘、苦参、白藓皮、土茯苓、玄参、生地黄、丹皮、赤芍、川芎、沙参、麦冬、当归、白芍、女贞子、山茱萸、菟丝子、肉苁蓉、甘草。方中金银花、连翘、苦参、白藓皮、土茯苓清热解毒;玄参、生地黄、丹皮、赤芍、沙参、麦冬、当归、白芍滋阴养血;女贞子、山茱萸、菟丝子、肉苁蓉益肾填精;川芎行气,甘草和中。

上方连服并加减用药,相继治疗 2 个月余,皮损消退,溃疡愈合。因系笔者熟人知晓 10 年来无复发信息。

**体会:**

盘状红斑性狼疮(DLE),属于自身免疫性疾病,与系统性红斑性狼疮有一定内在联系,大约有 5% DLE,可转化为系统性红斑性狼疮[1]。

祖国医学虽然无记载,但可归为"阳疮"范畴,为阳疮热证,重在清热凉血解毒,佐以固肾养血滋阴。

**参考文献:**

[1] 北京医学院. 皮肤病学. 人民卫生出版社,1982:151.

# 黄芪六一汤施治精神性多饮多尿症个案

精神性多饮多尿症,既往称假性尿崩症,系指多饮多尿,24h饮水量和尿量,超正常人饮水和尿量,低比重尿,但晨尿比重正常。笔者收治1例,以黄芪六一汤加味施治有效,现报告如下:

贾××,男,26岁,广西人,以多饮多尿5个月于2016年10月就医。患者近5个月来不明诱因口干、口渴、多饮多尿。自感呼气潮热,口腔黏膜及舌体刺痛,以食刺激性食物尤甚。记录每24h饮水量2500~2700ml;尿量2000~2500ml。无消谷善饥,无心慌气短,无自汗盗汗,舌质淡红,舌苔薄白,脉弦细。尿常规比重1:1004~1:1006,清晨尿比重1:1020~1:1025,余正常。

西医诊断:精神性多饮多尿症。

中医诊断:消渴。辨证肾气亏虚,阴虚内热,虚火炽盛、渴饮多尿;肾气亏虚、摄纳不固、而多饮多尿。以育阴壮阳,固肾缩溺为治则。《和剂局方》黄芪六一汤方合《金匮要略》肾气丸方加味。

方:黄芪、甘草、附子、肉桂、山药、生地黄、山茱萸、泽泻、茯苓、丹皮、桑螵蛸、金樱子、益智仁、石菖蒲、乌梅、五味子。方中黄芪伍甘草益气补虚;附子、肉桂、山药、生地黄、山茱萸、茯苓、泽泻、丹皮固肾化气;桑螵蛸、金樱子、益智仁、石菖蒲温肾缩尿;乌梅、五味子生津止渴,本方具有益气固肾、化气缩尿之功。方中黄芪和甘草以6:1比例,黄芪30g。

首诊7剂中药,每日1剂,复诊时,自诉呼气潮热好转,饮水量和尿量无变化,舌质淡红、舌苔薄白、脉弦细。守方,黄芪60g,甘草10g。继续服7剂。再

诊时,记录 24h 饮水量 500~750ml、尿量为 650~1100ml。效不更方,继续服 7
剂。1 周后复诊,口干、口渴好转、日饮水量 400~500ml,尿量 450~900ml,精力
充沛,无乏力。随访近 4 周来症状明显改善。

**讨论:**

(1)黄芪六一汤,《和剂局方》,由黄芪和甘草组成,用量比例为 6:1,按比
例笔者首用黄芪 30g,症状无改善,用量增加为 60g 时,效果明显改善,其余药
物无变动,说明症状改善与黄芪六一汤相关。

(2)黄芪六一汤,有人用于治疗消渴,重用黄芪 150g[1],也有人用甘草治疗
尿崩症,甘草粉每日 20g[2]。笔者用黄芪六一汤,重用黄芪治疗精神性多饮多
尿症有效。

**参考文献:**

[1] 方药中. 实用中医内科学. 上海科学技术出版社,1985:485.

[2] 江苏新医学院. 中药大辞典. 上海科学技术出版社,1985:2036.

# 中药施治冻疮样红斑性狼疮个案

红斑性狼疮是一种具有反复发作性、暂时缓解性自身免疫性疾病,临床常分为盘状红斑性狼疮(DLE)和系统性红斑性狼疮(SLE)两种,两者之间有一定关联性,其中 5% DLE 可转化为 SLE。盘状红斑性狼疮多以皮肤损害为特点,一般不伴有全身症状,所以称之为慢性皮肤红斑性狼疮。依据皮肤损害的不同特点,常见于盘状红斑性狼疮、疣状红斑性狼疮、狼疮性黏膜炎、冻疮样红斑性狼疮等[1]。笔者施治 1 例冻疮样红斑性狼疮,病情缓解,皮损愈合,达到临床治愈,现报告如下:

刘×,男,9 岁,银川人。其母代诉病史,近 4 年来每到秋末冬初时节患儿双侧耳郭、耳垂呈对称性冻疮样皮损,曾先后在多家医院就医,均诊断为"冻疮"而治疗,疗效不满意。后去北京某专科医院确诊为"冻疮样红斑性狼疮",治疗后仍每年发作。于 1978 年 10 月来宁夏人民医院中医科就诊。余诊视患者,神清,面色红润,皮肤白皙,双侧耳郭边缘及尖部、耳垂呈现对称性皮损,多形态,疹形多为丘疹,色泽暗紫,有的皮损正常肤色、扪及结节状硬结,有的皮损溃烂流水,自诉微痒。舌淡苔白脉滑。

冻疮样红斑性狼疮,祖国医学虽然无该病的记载,笔者依据临床特点,可归结为"疮疡"范畴,患者儿秋末冬初发病的特点,呈冻疮样皮损,乃患儿阳虚体质,先天禀赋不足,阳气不得疏展,淫邪风寒所袭,寒凝气滞血瘀,痹阻脉络而致病。治则以温肾助阳,祛寒通络,以《外科全生集》阳和汤方加减。

方:生黄芪、生麻黄、肉桂、炮姜、熟地黄、白芥子、菟丝子、枸杞子、鹿角霜、杜仲、桃仁、红花、生甘草。本方具有温补和阳,散寒通络之功效。方中重用黄芪配甘草益脾助卫;肉桂、鹿角霜、杜仲、枸杞子、熟地黄、菟丝子固肾填精;生麻黄、白芥子温化寒痰;桃仁、红花活血化瘀。红肿者加生地黄、赤芍;溃烂流水加黄芩、苦参、白藓皮。

以上方化裁,相继治疗2个月余,皮损已愈,本年冬季到来,病情无复发。

**体会:**

治疗冻疮样红斑性狼疮,重在温肾通阳以治其本,祛瘀通络治其标,本例标本兼顾,收效满意。有湿热相结,寒热错杂之证亦要酌加清热之品。

**参考文献:**

[1] 赵辨. 中国临床皮肤病学. 江苏科学技术出版社,2001(1):0796.

下篇

# 医学文选

# 气血理论浅说

气血是祖国医学基础理论之一,气血是人体脏腑,经络功能活动的物质基础,又是其功能活动的产物。

## 一、气血是人体生命活动的物质基础

祖国医学认为气是人体生命活动的原始物质,又是人体生命活动的内部动力,故气有物质和功能两种含义。气可以分为先天之气与后天之气,两者相合,称为真气(正气),即是人体生命活动的重要物质和内部活力。

先天之气称为原气(元气)来源于先天,禀受于父母,为先天之精化而成,藏之于肾即肾气(肾阴,肾阳或真阴,真阳)。又赖后天之精不断滋养,是维持人体的正常生长、发育、生殖和衰老的原始动力,亦助脏腑的功能活动,元气充沛,脏腑功能就旺盛,则机体健康。

后天之气包括宗气、营气、卫气和脏腑之气及经气等。宗气为水谷精微与吸入自然之清气相结合,积于胸中,具有滋养心肺,助肺司呼吸,贯注心脉而行气血,并通过心肺,输送到全身,故有"肺朝百脉""心主血脉"之说。宗气贯注血脉中的营养之气成为营气,"以荣四末,内注五脏六腑",营养全身。宗气宣发于脉外者称卫气,傍依脉道运行,温煦肌肤,滋养腠理,司汗孔开阖,调节寒温,并有抗御外邪之功。

宗气行于脏腑之气,是维持脏腑生理功能的动力,体现了各个脏腑的生理特点,如心气主血脉;脾主益气,主运化;胃气主受纳;肺主一身之气,司呼吸;肝气主疏泄;肾为气根主生长、发育、生殖和衰老。中焦脾胃之气一般合称为"中气"具有促进消化吸收之功能,及维持腹腔内脏正常位置的作用。

宗气行于经络者为"经气",起到沟通表里上下、联络脏腑、肢体、组织器官的作用。

气是无形的,通过脏腑,经络功能表现出来。归结起来说,气是生化万物,滋养人体、脏腑、器官、组织、四肢、百骸的重要物质,又是人体生命活动重要物质的生成和输送到全身的内部动力,又具有卫外、摄固、温煦、调节内外环境统一的作用。

血在脉中循行不息,运载精气,营养全身,来源于水谷之精气,经心肺生化而成为血,所以有"中焦受气,取汁变化而赤是谓血"的说法。《灵枢·邪客篇》说:"营气者,泌其津液,注之于脉,化以为血。"所以营为血中具有营养价值的重要组成部分,营血同出一源来自水谷之精微,都生成于中焦,合行于经脉,通常合称"营血"。津液也是血的组成部分,津液除营养肌腠、筋骨、脑髓等之外。津液也渗入孙络而还归经脉之中。仍为血的组成部分。例如《灵枢·痈疽篇》说:"肠胃受谷,上焦出气,以温分肉而养骨节,通腠理。中焦出气如露,上泾溪谷而渗孙脉,津液调和,变化而赤为血,血和则孙脉先满溢,仍注于络脉,经络皆盈乃注于经脉"。具体地说,血的来源是水谷之精气(包括部分津液),也就可以理解为营气和津液相结合,通过中焦的气化作用而生成为血。

血生成之后,依靠心气的推动,以奉养全身,故称"心主血"。依靠肝的调节"人动则血运于诸经,人静则血归于肝脏"故称为"肝藏血"。依靠脾的统摄循经而行,不致溢出脉外,故称"脾统血"。血由心肝脾主宰其运行、储藏和管理维持人体的生理功能。如《素问·脏腑生成篇》说"肝受血而能视,足受血而能步,掌受血而能握,指受血而能摄。卧出而风吸之,血凝于肤者为痹,凝于脉则泣,凝于足者为厥。"归结起来说:祖国医学关于血的理论要广义理解血的含义,他不仅指血液而言其也包括营和血有关系津液的一部分。是人体生命活动的重要物质。

气和血是脏腑、器官、组织、功能活动所消耗的重要物质,气和血也依赖于其功能活动所化生,不断得其补充,其动态平衡始终贯串于人体生命的全部过程。

### 二、气血的对立和统一规律贯串于机体全部生命过程

气和血的关系极为密切,气血的对立和统一,贯穿于人体生命活动全部过程,气和血是对立又统一的,气为阳,血为阴,相互对立,而气和血又互相化生,互相依存。

气为生化万物的内部动力,所以血的生成,必须依赖于气的化生作用。而血的循经不息,运行全身,必须依赖于气的统摄和动力作用。所以有"气为血之帅""气滞则血瘀""亡血气脱"之说法;脏腑、经络的功能活动,必须有血来滋养,故有"血为气之母"之说法,脏腑经络之气的功能活动要消耗血,而血的生成,要消耗气,所以气血互根,气血互相作用,在生理状态下,气血在机体内,处于动态平衡,这种动态平衡贯串于机体全部生命过程,如果这种动态平衡失调,就会造成气、血方面的病症,或生命停止。

气血两者组成一对矛盾,这种矛盾主要方面在于气,在生理状态下,气生血气摄血,气推动血行,前人总结了这一方面的经验,提供了治疗血分病症时以补气生血,固气止血,行气活血等临床经验,抓住其矛盾的主要方面进行治疗。

### 三、气血学说在临床上的指导意义

(一)气的临床病症上可分为气虚、气滞、气逆三种情况。

1. 气虚

气虚是全身或某一脏腑出现技能衰退的病理现象, 如五脏六腑之气不足。可见于一般虚弱证、疾病的恢复期、劳伤过度及老年人。其共有的证候是:少气懒言,语言低微,乏力自汗,舌体胖淡,脉象虚弱。

由于各脏腑之气的机能有所不同,可分为心气虚、肺气虚、脾胃气虚、肝

气虚及肾气虚等证。

若心气虚则除伴有上述证候外，尚有心悸、怔忡、气短神疲、行动尤甚等证；肺气虚，则伴有气短、咳喘、多痰等证；脾气虚，则伴有纳少便溏、腹部虚胀、四肢无力、白带清冷、痰饮及水肿等证候；若中气虚陷，还可出现内脏下垂等证；肝气虚，则伴有疲乏懈怠，不能操劳，忧郁胆怯等证（肝多实证，临床见证多为胆气虚）；肾气虚，则伴有腰膝酸软、头昏目眩、耳鸣、记忆力衰退、小便频清，甚至失禁、性机能减退、水肿等证；若肾不纳气，还可出现喘咳短气，动则尤甚。根据五脏生理的特点，气虚以肺、脾、肾三脏之气不足为多见。

气虚的治疗原则应以补气为主。肾为先天之本，主藏先天之精气，又是气化之司，如肾气不足，就会引起一系列水液气化失调的病症。脾胃为后天之气生化之源，脾胃虚则宗气不足，其他脏腑因而虚弱。因此补气除根据气虚所表现的脏腑之外，还需注意到补肾及脾胃。补肺气常用补肺汤。补脾胃气虚，常用四君子汤及补中益气汤。补肾气常用大补元煎，金匮肾气丸等。根据"气病及血"的道理所以临床多见"气虚血亦虚"的证候，多以补气养血法主之。

2. 气滞

气滞也叫气郁，是指脏腑的气机不畅，气的运行发生障碍而言。其共同的证候是胸、胁、脘腹胀满疼痛。疼痛部位常不固定，性质多为"窜痛"或"攻痛"。

常见的气滞病症有：肝气郁结、脾胃气滞、肺气壅滞等。

若有肝气郁结，则情志不舒，两胁及小腹胀疼，女子乳房胀痛，月经不调，睾丸疝痛；脾胃气滞，则脘腹胀满疼痛，食少嗳气，消化不良，便秘矢气不畅，甚至呕吐；肺气壅滞则喘息急促，胸憋胀闷，咳嗽痰多等。

气滞的治疗宜调畅气机，解郁通结。一般气滞之证多较复杂，应分别与其脏腑关系进行治疗。如肺气郁阻宜开，方如开胸顺气丸；脾胃气滞宜导，方如木香顺气丸；肝气郁结宜疏，方如柴胡疏肝散。根据气滞血瘀的道理，临床多见气滞血瘀之证候，多以行气加活血之药主之，可以收到良好疗效。

3. 气逆

气逆是根据脏腑气机失调,向上"冲逆"而言。气逆常发生在肺、胃,也有发生在肝气上逆的。

肺主肃降,肺气逆则发生咳喘;胃主降浊,逆则呕吐、嗳气、呃逆;肝主疏泄,如肝气过急,气火相并而上逆,则引起头痛、眩晕、甚至昏仆的病症。若气火迫血,还能造成呕血、鼻衄等证。

气逆之证宜降气。因气逆常伴有其他证候,故多并用潜肝、理脾、宣肺、散寒、化结等法。代表方剂如苏子降气汤可降逆平喘,温化痰湿;旋覆代赭汤可降逆化痰,扶正益胃;肝气逆可用天麻钩藤饮加减,重用潜阳降逆之品,如生赭石等。

一般地说,气虚则属虚证,气滞则属实证。但从临床来看,气虚与气滞,气滞与气逆彼此又有一定的联系,如气虚的人,气机运行必然迟缓,容易出现气滞。所以,气虚也会出现腹胀等气滞的证候。气滞的人也可以出现气逆上冲的症状。因此在临床治疗时,都应兼顾。

(二)血的临床病症上可分为血虚、血瘀、出血三种情况。

1. 血虚

血虚是指体内血不足的病理现象, 其原因不外乎失血过多或生血不足。可见于各种慢性病,各种贫血,神经衰弱,月经过多等。血虚的共有证候是面色萎黄或苍白,抓甲色淡,头晕目眩,心悸,疲乏无力,舌淡,脉细弱等。

血虚还要结合有关脏腑进行具体分析,常见的有心血虚、肝血虚。心血虚可伴有心悸、怔忡、失眠多梦、记忆力减退。肝血虚可有头目晕眩、视物模糊、烦躁多梦、手足麻木抽搐。

血虚的治疗根据血虚气亦衰的道理,宜补气养血,代表方剂为八珍汤,归脾汤等。

2. 血瘀

血瘀是指由于各种原因(如气滞、寒凝、热结、外伤出血等),致使血脉在某一局部发生瘀滞不通,甚至凝结成块而言。可见于心绞痛,各种原因所致的肝脾肿大,出血性疾患,血栓闭塞性脉管炎,月经不调,肿瘤,外伤疮疡等疾病。

血瘀共有病症有:心血瘀阻,血瘀肝脾,血瘀肠胃,血瘀下焦,血瘀脉络。若心血瘀阻可有胸闷、心前区绞痛;血瘀在肝脾两经,则伴有两胁疼,肋下按之肿硬;血瘀在肠胃则有呕吐,大便色黑;血瘀下焦则小腹疼痛,月经不调。闭经,崩漏,或见症瘕;血瘀四肢则肢体疼痛,麻木,运动不灵,甚至瘫痪,皮肤变色,溃疡坏死。

血瘀的治疗宜活血化瘀。但在辨证血瘀病症时,必须从兼证中分析其原因,如气滞血瘀,气虚血瘀,寒阻血凝,热结血瘀和外伤出血等,才能确定祛瘀的具体方法。其代表方剂如桃仁承气汤可破血下瘀,清热通经;艾附暖宫丸可益气补血,温经散寒,行气止痛;复元活血汤可活血祛瘀,通络止痛。

在治疗用药时,还要重视血瘀的部位,如心血瘀阻应温振心阳,活血化瘀,方用瓜蒌薤白桂枝汤和失笑散加减。肝气郁结产生气滞血瘀的可用逍遥散加入活血化瘀的药物。

3. 出血

出血是指由于各种原因而使血液不循经脉运行而溢出脉外,产生吐血、衄血、咯血、便血、尿血、崩漏等失血病症而言。

引起出血的原因可分为火热实邪迫血妄行,肾阴亏损,虚火内生或气虚而气不摄血;五志化火,气逆迫血等。此外,外伤伤及脉络,血瘀脉络阻塞,冲任虚寒等均可引起出血。

治疗时除了止血以外,必须与病症结合,进行辨证论治。火热实邪迫血妄行者应清热、凉血、止血。如肝胆火热内炽出血的,可用龙胆泻肝汤;胃火内炽出血的,可用金匮泻心汤;肠热便血的,可用槐花散;热在下焦尿血便血的,用小蓟饮子。阴虚火动咯血的,可用沙参麦冬汤。因气虚不能摄血的,可用归脾汤或补中益气汤。肝气上逆出血,应平肝潜阳合并止血,可用天麻钩藤饮加止血之品。血瘀脉络,应活血止血,可用四妙勇安汤加味。若因冲任虚寒而出血的,应温经止血,方如胶艾汤。若因外伤而出血,可活血散瘀,定痛止痛,方以七厘散为代表。

综上所述,气与血的病机和证候是不能截然分开的。如血虚的人多兼有气虚的证候,气滞气逆也常常引起血瘀和出血。这就进一步说明"血为气母,气为血帅"是有一定道理的。所以在治疗疾病时,补血应益气,活血应行气,气血二者必须兼顾。气与脏腑关系来看,肺主一身之气,脾主益气,肾为气根,与三脏关系密切。而血与脏腑关系来看,心主血,肝藏血,脾统血,三脏关系密切。由此可见,气血理论有着重要实践指导意义。

**（本文作者丁象宸,刊于《宁夏卫生》1977 年第 2 期）**

# 玉真散治疗血管神经性头痛 26 例临床体会

头痛病症临床颇为多见,常见于各种急慢性疾患,属内科杂病范畴之中,本文指头痛一症,均不包括某些疾病所引起的症状性头痛,就医者以头痛为主诉,临床印诊为"血管神经性头痛"。

临床资料:笔者搜集 26 例患者,男 8 例,女 18 例,以 18~45 岁居多,9 岁到 13 岁 3 例,病程均在 6 个月以上。大多为 2~4 年。其中两颞部,巅顶及后头部痛者 15 例,偏头痛 11 例,伴有失眠不寐者 20 例,伴有恶心呕吐者 9 例,伴有腹泻和偏头痛而对侧出汗者各 1 例。疼痛的性质以跳痛或闷痛,呈阵发性反复发作,常以劳累、情绪波动、睡眠不足、冷风刺激等因素而诱发。服用一般镇痛药物可获得暂时止痛效果。

目前认为血管神经性头痛系属颅内外血管神经功能调节障碍所致,其原因尚不清楚,有人认为与内分泌功能障碍、变态反应或组织胺过敏等因素有关。临床分为偏头性头痛和组织胺性头痛(丛集性头痛)两种类型,前者有人认为与 5-羟色胺代谢障碍有关,开始发作时颈内动脉分支痉挛引起相应的脑组织功能障碍症状,继之颈外动脉分支扩张,波动增强而出现头痛。后者有人认为属于脑血管扩张性头痛,组织胺类药物可以诱发。

祖国医学认为,"头为诸阳之会","清阳之府",而邪犯"清窍",骚扰"清宫",故见证。笔者认为邪者为风为痰,风与痰结,乃至风痰头痛。从本病的临床发病表现,"风者善行数变",发病之急,变化之快,恶风等具有风邪特点。痰者为广义之痰,为脏腑之病理产物。风痰相结,阻滞脉络,气血不通,清阳不升,而致头痛。

两种说法虽然理论不同,但观点是一致的,笔者把引起颅内外血管神经功能障碍的化学介质,广义的理解为痰邪;所致相应脑组织功能障碍出现的症状表现,理解为风痰相结之证。以此立法择方。

临床施治:笔者以《外科正宗》玉真散为基方:白附子,胆南星,防风 羌活,白芷,去天麻(因宁夏缺药),加钩藤。本方内服有祛风定痉,外敷有止痛之功。近年来为治疗破伤风常用方。白附子、胆南星祛风涤痰定痉,羌活驱太阳之风,白芷驱阳明之风,钩藤熄厥阴之风,防风驱一身之风,互相配伍增强祛风止痛之功。并以辨证,兼气虚者加生黄芪;阴虚内热者加生地黄、丹皮;痰多湿热者加陈皮、半夏、茯苓。以上法治疗 26 例,到目前为止,缓解期达 3 个月者 9 例,1 年以上者 16 例,另 1 例服药 16 剂疗效不显中断治疗。

【病例 1】李××,女,28 岁,银川市新城变电所保育员,患者以阵发性偏头痛,反复发作 3 年之久为主诉于 1976 年 9 月就医。头痛发作呈剧烈跳痛,持续几十分钟或 1~2d,反复再发,伴有恶心,恶风汗出,服镇痛药可以收到暂时疗效。体查无病理性体征发现。舌质淡红苔薄白脉弦,脑电图正常。印诊为血管神经性头痛。辨证风痰头痛。拟以上方化裁治疗。服药 9 剂缓解 2 年之久。于 1978 年 11 月 12 日上证复发,依方继续服 12 剂而收效。

【病例 2】马×,男,9 岁,新城三小学员,患儿以阵发性头痛反复发作 1 年之久为主诉于 1977 年 6 月就医,头痛以两颞部及头顶部尤甚,睡眠不好,记忆力差,不伴有恶心。多于学习劳累睡眠不足而诱发。查体无病理性体征发现,舌质淡红苔薄白脉弦滑。印诊血管神经性头痛,辨证为风痰头痛。以上方剂裁服药 12 剂而缓解,致目前近 2 年尚未复发。

本组治疗中其中表现气虚头痛 1 例,肝阳头痛 1 例,分别予以补中益气升阳和平肝潜阳之疗法疗效不显。改用上方化裁,随证加味而获效。

从目前各家对祖国医学病因学的认识,认为风邪与某些神经系统疾病有一定关系,风与痰结,多见抽搐疾患,笔者以此为理论依据,临床以玉真散化裁试治面神经麻痹 4 例,3 例收效,面神经痉挛 1 例,血管神经性头痛 26 例,收到一定疗效。从临床实践扩大到应用范围可以一试。

(本文作者丁象宸,刊于《银川科技》1979 年:9)

# 综合施治婴儿迁延性腹泻 60 例临床体会

　　婴儿腹泻为临床常见病症,无论轻型或者重型,绝大多数能获得满意疗效;而少数伴有营养不良、佝偻病者,或因治疗不当以致病程迁延不愈者,继续应用抗生素和一般支持疗法, 亦难收到满意效果。笔者自 1976 年以来对 60 例迁延性腹泻病例运用辨证施治、中西医两法治疗,收到一定疗效。临床体会如下:

　　临床资料:迁延性腹泻 60 例(以下简称"迁泻"),男 36 例,女 24 例;年龄 2 个月到 3 周岁;病程 2 周到 2 个月。其中合并佝偻病者 25 例,营养不良 15 例,营养不良性贫血 9 例,卡他性口腔炎 6 例,鹅口疮 3 例,呼吸道感染 8 例。诸患儿到接受治疗前, 均经抗生素类药物、助消化类药物或收敛药物治疗,但仍有明显消化道功能紊乱证候。大便次数增多,一般日达 5~10 次,呈稀糊状便,蛋花汤样便或稀水样便,带有黏液或不消化食物;镜检有脂肪球、少许红、白细胞或脓球。大便次数和性状很不稳定。其中 8 例伴有不规则低烧,均有明显软弱、纳差、面黄、精神萎靡等症状。由于条件所限,均未做病原学检查。

　　辨证施治:"迁泻"属于祖国医学中"下利""水泻""飧泻""脾虚泻"等范畴,古人以病因、八纲、脏腑、气血等学说为依据辨证施治,各医家分型复杂,名目繁多,为简化方便临床,笔者仅分为虚寒型和湿热型。

　　1. 虚寒型

　　所谓"虚"指正气虚,在此多指脾气虚,脾虚不运而下利。所谓"寒",指脾阳不足,水谷不得温化,下利完谷。

临床表现:病程较长,体质衰弱,面黄或浮肿,口不甚渴或渴饮不多,大便无特殊臭味,舌质淡,苔白或腻,指纹淡。符合此型者 52 例,占总数 86.7%。

立法以健脾、助阳、除湿、涩肠四法配合。常用药物,健脾以党参、太子参;助阳以肉豆蔻、补骨脂、肉桂(或桂枝);除湿以白术、苍术;健脾燥湿或以茯苓、猪苓、泽泻淡渗利湿;涩肠以肉豆蔻。以上诸药为四君子汤、四神丸、五苓散三方化裁而来。处方选用 8~10 味药物,用量因年龄而异,一般 1.5~6.0g,主药为辅助药物的 1 倍剂量。

2. 湿热型

所谓"湿"和"热"均指病邪而言。湿邪在迁泻病例为机体病理性产物,谓之"湿自内生",又成为其致病因素。热邪可由其他病邪而来(如湿邪、寒邪都可化热),又成为致病因素。湿热相结于脾胃,使其升降功能失调而腹泻。

临床表现:"本虚标实"为本型的特点,实指湿热之邪所致的证候。湿邪的表现为腹泻、口不渴、饮水不多、舌苔腻;热邪表现为身热、口渴欲饮、大便奇臭、舌红少苔或黄苔、指纹暗紫。符合本型者 8 例,占 13.3%。

立法以清热、除湿、益气、生津四法配合。清热药常用葛根、升麻、白芍;除湿以茯苓、猪苓、泽泻、白术;生津以葛根、沙参、麦冬、玉竹,而茯苓、白术均有一定益气之功。以上诸药为沙参麦门冬汤、升麻葛根汤、四苓散三方化裁而来。临床用药如前所述。

以上 60 例,除 3 例伴有霉菌感染者用制霉菌素外,均未用抗生素。予以 B 族维生素扶植肠道正常菌丛生长,对并有佝偻病者给予维生素 D 突击量治疗,对其他合并症均酌情加味。

疗效观察:60 例"迁泻"病儿,其中 54 例服药 3~12 剂达道临床治愈,6 例时有复发,继续服上药,仍然收效。病例举例:

例 1:哈××,男,11 个月,于 1979 年 8 月以腹泻 2 个月为主诉就医。消化不良,便呈蛋花汤样便伴有黏液,日达 10 余次。不烧,口不渴。神萎,软弱,贫血外貌,无脱水征。心肺正常,肝脾未及,舌质淡,苔白,指纹淡。

血常规:Hb 7.6g %,RBC 350 万/mm³,WBC 7600/mm³,N 55%,L 45%。

大便常规:外观淡黄稀便,镜检少许白细胞。辨证为虚寒型"迁泻",依上法施治。

方:党参 3.0g,白术 3.0g,茯苓 3.0g,猪苓 1.5g,泽泻 1.5g,桂枝 1.5g,甘草 1.5g。

本方为四君子汤合五苓散化裁,健脾利湿。服药 3 剂临床症状改善,9 剂而愈。

例 2:张×,男,1 周岁,患儿以腹泻月余为主诉于 1978 年 9 月就医。为消化不良稀水样便,有黏液,无脓血,每次量少,日达 6~10 次。阵发性哭闹,口渴,但饮水不多。T 37.3℃,一般状态可,无脱水征,面黄。心肺正常,腹稍胀,肝脾未及。舌红苔薄而略黄,指纹暗紫。

大便常规:外观黄色黏液便,镜检有少许脓球。临床辨证为湿热型"迁泻"。

以上法拟方:沙参 3.0g,葛根 3.0g,升麻 3.0g,杭芍 3.0g,茯苓 6.0g,猪苓 6.0g,泽泻 6.0g,木香 1.5g,甘草 1.5g。

本方以清热利湿为主,左以生津益气。以达上下分消止泻之功。共服 12 剂而痊愈。

**临床体会:**

1. 关于辨证问题:目前各医家对"迁泻"依据临床证候的不同特点,进行分型,类型繁多,治法灵活。本文虽仅分为虚寒型和湿热型,但已揭示了"正"和"邪"这一矛盾所表现出的主要方面,前者为虚证,后者为本虚标实证,以此辨证立法。

面对临床出现的其他证候,均按兼证随症加减。如腹胀加木香、陈皮,湿呕加半夏,热呕加竹茹,寒呕加干姜,食积加焦三仙,谷芽等,便于临床掌握运用。

2. 根据古人"急者治其标,缓者治其本"的施治经验,"迁泻"的主证为腹泻,"凡泻者兼湿",湿为其标,"治湿不利其小便,非其治也。"本文在治疗上,两型均用淡渗之品,使邪从小便而消。虚寒型兼以涩肠止泻。

泻不甚者,虚寒型以补虚为主,兼顾燥湿。湿热型用微寒泄热之品,配养阴泄热之药,即可增强清热之功,又可防止苦寒伤气,利水伤阴而伤正。

3. 虚寒型难以分辨气虚或阳虚以何为主,治疗时,可先健脾益气,无显效时加用温阳之品。湿热型补虚为辅,益气大补可致气滞。甘寒养阴之品滋腻恋邪,不可过用。

(本文作者丁象宸,刊于《中西医结合学术交流汇编》1982:76)

# 中药治疗口腔黏膜下黏液性囊肿 36 例临床总结

笔者自 1976 年以来搜集口腔黏膜下黏液性囊肿 36 例,均以中药治疗,随访观察 5 个月到 2 年以上,疗效满意,现总结如下。

临床资料:36 例均经区医院或外院口腔科确诊,其中男 21 例,女 15 例;年龄 7~45 岁;病程 2 周~6 个月;囊肿直径 0.3~1.0cm 者 19 例,1.0~2.0cm 者 14 例,2.0~3.0cm 者 3 例,囊肿部位在下唇者 23 例,在舌下者 1 例,在颊黏膜者 12 例。在病程中,囊肿溃烂而反复发作者 8 例,经穿刺治疗而未愈者 4 例,其余均未经治疗。

治法、方药及治疗结果:36 例均施以健脾燥湿、活血化瘀兼内热之法。方用党参、白术、苍术、川芎、当归、三棱、莪术、地鳖虫、升麻、丹皮各 10g,茯苓 20g。其中党参、白术、苍术、茯苓健脾燥湿;川芎、当归、三棱、莪术、地鳖虫活血化瘀;升麻、丹皮清内热。

结果:34 例经服药 6~24 剂而愈, 随访 6 个月~2 年均无复发,2 例因服药 9 剂无效而中断治疗,有效率为 94.22%。

例 1:余××,男,42 岁,宁大汉语教师。以下唇肿物,反复溃疡 6 月余于 1976 年 6 月就诊于区医院口腔科,诊断为"下唇黏液腺囊肿"。肿物位于下唇右侧,大小约 1.0cm×1.0cm,舌质红,苔薄略黄,脉弦滑。经用上方 15 剂后,肿物消失,局部留有凹陷性瘢痕,又经 1 个月后自行修复。随访 2 年以上无复发。

例 2:赵××,女,24 岁,区医院工人。1979 年 6 月以下唇肿物 3 个月经口腔科介绍来中医科就诊,查下唇内侧居中肿物为 0.8cm×0.8cm 大小,呈灰白色,舌质淡红,苔薄白,脉弦。服上方 15 剂后,肿物消失,至今未复发。

**例 3**:王××,男,36 岁,中宁县白马公社社员。于 1979 年 3 月 19 日就诊,自觉舌下包块 2 月余,逐渐增大,时而溃破,流出清淡黏液,反复溃破 4~5 次,伴有口苦溲赤便结之候。局部检查发现左侧舌下腺区有 1.5cm×1.5cm 大小囊性肿物,囊肿右侧可见 0.3cm×0.3cm 溃疡,舌红少苔,脉滑数。经口腔科诊断为"舌下腺囊肿并溃破"。以上法治疗,服药 12 剂,溃疡愈合,囊肿消失,一年半后信访无复发。

**讨论:**

(1)本文根据祖国医学"脾之合肉也,其荣唇也"及"脾主运化","开窍于口"的理论,认为本病系脾失健运,胃热熏蒸,以致湿聚成痰,痰瘀互结,发为囊肿,故治疗健脾燥湿、活血化瘀兼清内热之法,收到显著效果,为本病非手术治疗提供了有效方法。

(2)关于本法的治疗机理,笔者认为健脾燥湿可能使已被阻塞的腺体导管口开放,有利于囊肿排除贮液;活血化瘀可改善局部循环,促进吸收和纤维化;清胃热可消除局部炎症,诸药合用,取得了消除囊肿、修复组织的效果。

(3)目前认为黏膜潴留囊肿为病理性囊壁衬上皮组织,表面覆盖黏膜组织,内含半流体黏液。手术有创伤和复发性[1]。

**参考文献:**

[1] 四川医学院. 口腔科学. 人民卫生出版社,1980.

(本文作者丁象宸,刊于《宁夏中医药学术汇编》第一辑 1988:330)

# 婴幼儿迁延性腹泻施治六法

　　婴幼儿腹泻常缠绵不愈,有的迁延半年之久。本病多为虚中夹实,邪盛正虚,余治本病,常采用六法,即除湿、益气、助阳、涩肠、清热、生津,酌情互相配合治疗,收效满意。

　　从临床资料来看目前各地分型类别繁多。余则仅分虚寒、湿热伤津两型,前者为正虚证,后者为本虚标实证。

　　腹泻,"凡泻皆兼湿",湿为其标。两型凡以湿为主均以淡渗之品,利其小便。药物选用茯苓、猪苓、泽泻,以五苓散方化裁。

　　泻不甚者,虚寒型以补虚为主,用益气、健脾、助阳之品。以党参、太子参益气,肉豆蔻、补骨脂、肉桂(或桂枝)振兴脾阳。

　　清热生津之法,用于湿热伤津型。本证阴虚之体为本,湿热为标,然治本养阴则碍湿,利湿治标则伤阴,故余以甘平微寒泻热之葛根、升麻、白芍,配伍沙参、麦冬、玉竹养阴,取其清中有养,并佐以淡渗之品,以使养阴不滞湿,利水不伤阴。

　　固涩之法多用于虚寒型或热象不甚的湿热阴虚的患者,常用肉豆蔻以配伍。

　　实践中六法应相互参合,不可割裂。虚寒型用健脾助阳、利湿涩肠;湿热伤津型,用清热生津、益气利湿,选用药物也不宜过多,一般选用 8~10 味药为宜,剂量也不宜过大,一般以 1.5~6.0g,随不同年龄酌量增减。

　　(本文作者丁象宸,刊于《黄河医话》北京科技出版社,1994:431.《当代中医名家医话》儿科卷转载.北京科技出版社,2012 年 6 月,53)

# 以祖国医学理论对肝性脊髓病的认识

## ——附 21 例临床分析

自 20 世纪 50 年代以来临床观察到一组疾病，与肝性脑病临床表现不同，是在慢性肝脏疾病基础上，且多有门体静脉分流的存在和多次肝昏迷发作史，以隐袭起病，呈持续性进展的痉挛性截瘫，称之为肝性脊髓病。本文综合国内文献报道 19 例[1][2]和笔者搜集 2 例资料，以祖国医学理论认识和临床分析如下：

21 例中，男 20 例，女 1 例。35 岁以下 4 例，36~55 岁 16 例，56 岁以上 1 例。均有肝硬化病史，其中 9 例（42%）有肝昏迷发作史；12 例（57%）曾做门体静脉分流术。

主要临床表现，多在分流术后 2~9 月起病。呈进展性双下肢痉挛性瘫痪。双下肢拘急肌力增高，步履困难，或截瘫。神清，双膝腱反射亢进，双侧巴氏征阳性。无肌萎缩，浅部感觉存在，少数有深部感觉障碍。无尿便障碍。

实验室检查：肝功能多为轻度损害，肝活检多符合肝硬化，CSF（-），血氨增高。

总之，有肝硬化史和门体分流术史，逐渐出现痉挛性瘫痪，除外其他神经系统疾病，要考虑本疾病的可能性。

近代研究认为[3][4]，由于大脑和脊髓长期受到低浓度毒素的影响，使其对感染和镇静药物的敏感性增加，而引起中枢神经变性、病变范围起于脊髓的变性。门体分流为诱发因素，并不排除肝无明显分流的病例，出现脊髓病变。

本证与祖国医学"拘急"《六元正纪大论》，"痉挛"《示从容论》。等范畴类似，系属内伤之候。前人认为"足厥阴之肝也，肝通主诸筋"。肝血不足，筋失濡养，肝阴虚损，脑髓不充。临床见证，记忆减退，言语不经，"四肢拘急"，或"痉挛"。久病伤气，气血俱损，脾气虚弱，痰浊内生，痰扰心窍，痰邪阻络；气虚不运。气滞血瘀，故肝肾不足，气血双亏为其本，痰阻或血瘀为其标。

临床治疗则应滋补肝肾、益气健脾；佐以宣窍涤痰，活血、祛瘀。以《景岳全书》方七福饮加减。方中熟地黄以滋补肾阴，合当归养血补肝，人参、白术、炙甘草益气健脾。远志、枣仁宣窍化痰，加鹿角胶、龟板胶、阿胶等血肉有情之品补髓健脑。血瘀者加丹参、桃仁、红花、川芎以活血通络。痰热内蕴者加莲子心、石菖蒲、半夏、陈皮等清心除痰。

病例，患者男性，42岁，住院号3004，因上下肢拘急痉挛，语塞4个月余于1982年2月11日住院。半年前因"肝硬化并脾功亢进"行脾切除术及门腔静脉分流术。术后3d出现精神恍惚，术后2个月出现渐进性记忆力减退，语塞、双手震颤、上下肢拘急、痉挛、屈伸不利、步履困难。伴纳差少食，口干欲饮、心烦溲赤、手足心热、无发热恶寒。颅神经检查无异常，双眼底(-)，双上肢肌力 V 级，无肌萎缩及感觉障碍，四肢腱反射亢进，双踝陈挛阳性，双巴氏征阳性，舌质红少苔，脉细数，肝功 II 6μ，TTT 6μ，TFT(++)，GPT 100μ，血氨194mg/dl(对照组140mg/dl)。辨证为肝肾虚损、气血双亏。以健脾益气、滋补肝肾之法。七福饮化裁主之，随症加减。追踪随访2年8个月，以杖助行，故前卧床1年。于1984年2月死于肝昏迷及肝肾综合征。

**小结：**

本组病例临床罕见，笔者综合文献报告19例及经治2例。从现代医学理论研究着手。以各人之间提出从祖国医学理论对该病的病因病机，进行分析和临床辨证，治则用药，诸方面进行交流。

**参考文献:**

[1] 杨思齐. 肝性脊髓病. 泰山医学, 1984:1.

[2] 蔡大主. 有关慢性肝性脑病的几个问题. 中华医学会湖南分会内科学会学术报告资料, 1980(4).

[3] 张书香. 肝性脊髓病. 国外医学神经学分册. 湖南医学院主编, 1983:4.

[4] 刘京兵. 肝性脑病研究进展. 国外医学传染病分册, 1983:4.

（本文作者冯雅秋，丁象宸，该文为"全国中医肝病第四届年会大会交流"论文，1990 年 6 月 18 日）

# 中西医结合治疗 51 例特发性血小板 减少性紫癜的疗效观察

特发性血小板减少性紫癜(ITP)为小儿常见出血性疾病。关于其治疗,大多认为用皮质激素有效,可使出血症状较快改善,加速血小板计数的恢复。本报告总结我院 1982 年至 1991 年间住院 ITP 患儿 51 例,其中 23 例西药治疗,28 例中西药结合治疗,分析如下。

## 一、病例选择

根据 1986 年全国小儿血液病杭州会议关于 ITP 诊断标准[1]选择总结病例:

(1)临床有出血倾向,皮肤黏膜有出血性瘀点、瘀斑等症状和体征。

(2)血小板计数<100×10⁹/L。

(2)血小板计数$<100\times10^9/L$。

(3)骨髓巨核细胞增多或正常,幼稚型及(或)成熟未释放型比例增加。

(4)排除其他引起血小板减少的疾病。结果符合标准者共 51 例。

## 二、一般资料

男 25 例,女 26 例。1 岁以内 8 例,1~3 岁 11 例,3~7 岁 18 例,7~13 岁 14 例;急性型 42 例,慢性型 9 例。皮肤黏膜出血、瘀点者 51 例;消化道出血 18 例,鼻衄及齿龈出血 41 例,咽后壁出血 9 例,视网膜出血 1 例,颅内出血 1 例。血小板计数:$50\times10^9{\sim}65\times10^9/L$ 者 4 例,$25\times10^9{\sim}50\times10^9/L$ 者 13 例,$10\times10^9{\sim}25\times10^9/L$ 者 23 例,$<10\times10^9/L$ 者 11 例。出血时间延长 12 例。

## 三、治疗方法

分为西药治疗组和中西药结合治疗组。西药治疗组以激素类药物为主,采用泼尼松 1~2mg/（kg·d），或用地塞米松，佐以预防感染，适当输血等支持疗法。中西药结合组除进行西药的治疗外加服中药，计 28 例（其中 6 例用西药治疗 1 个月，疗效不满意，于入院后 5 周开始服中药）。中医药按辨证施治分为实热型（血热妄行）和气阴两虚（包括气不摄血和阴虚火旺）。实热型除有出血症状外，兼有发热或无热、口渴欲饮、溲赤便结、舌质红苔黄、脉滑数或指纹暗紫者计 15 例。气阴两虚型除有出血症状外，兼有神疲乏力、面色不华，动则自汗或盗汗、手足心热、舌质淡、苔薄白或舌红少苔、脉细或数而无力、指纹浅或暗紫者，计 13 例。中药治疗基本方为：党参、黄芪、当归、杭芍、巴戟天、肉苁蓉、枸杞、生地黄、桃仁、红花。辨证为实热型者加赤芍、丹皮、栀子、黄芩；气阴二虚型选加人参（去党参）、阿胶、女贞子、大枣；有出血者加侧柏炭、地榆炭、仙鹤草或云南白药等。中西药结合治疗组中有 5 例因出血症状重，给予输血辅助治疗。

**四、疗效观察**

（一）疗效判定标准

显效：出血症状消失、血小板计数 100×10⁹/L 以上，停止治疗 3 个月以上无复发者。

良效：出血症状消失、血小板计数上升达 50×10⁹/L 以上、近期疗效尚好。

进步：出血症状消失、血小板计数在 30×10⁹/L 以上。

无效：临床症状和血小板减少无改善。

（二）结果

西药组 23 例中，显效 7 例（30.44%），良效 4 例（17.39%），进步 4 例（17.39%），无效 8 例（34.78%）（无效者中死亡 1 例），总有效率 65.22%，中西药结合组 28 例中，显效 12 例（42.86%），良效 6 例（21.42%），进步 5 例（17.86%），无效 5 例（17.86%），总有效率为 82.14%，见附表。经统计学处理，$P<0.01$，有非常显著的意义。

附表 激素组、中西药组疗效比较

| 不同疗法组 | 显效率（%） | 总有效率（%） | BPC 均值/L | | P |
|---|---|---|---|---|---|
| | | | 治疗前 | 治疗后 | |
| 激素 | 31.82 | 65.22 | $20.6×10^9$ | $80.5×10^9$ | <0.01 |
| 中西药 | 42.69 | 82.14 | $23.4×10^9$ | $96.4×10^9$ | |

典型病例：张姓婴儿，女，4 月龄，于 3 个月前以 ITP 第一次住院，经激素治疗 12 天好转出院。因近 2 个月来周身出血性皮疹、瘀斑、反复鼻衄为主诉而第二次住院。

查体：神情、肥胖体型，体重 8.5kg，满月貌。皮肤、口腔黏膜散在出血性瘀斑，舌质红、少苔。指纹暗紫。血小板计数 $3×10^9$~$7×10^9$/L，骨髓象符合 ITP。住院后按原量泼尼松维持，输血 3 次，治疗 1 个月，血小板 $7×10^9$~$10×10^9$/L。

辨证：气阴两虚，服中药 1 周后出血症状消失，继续服 4 周，血小板计数为 $25×10^9$~$60×10^9$/L。继续服中药并随症加减，逐渐停服激素。服中药 6 周后血小板计数为 $80×10^9$~$120×10^9$/L。出院后继续服中药 20d。随访 2 年，多次复查血小板数均在 $100×10^9$/L 以上。

**讨论：**

对 IPT 发病机制的研究表明，血小板的减少除由于单核巨噬细胞系统对血小板的破坏增加外，还有抗原、抗体、补体反应体系介导的血管内血小板破坏问题[2]。激素能降低免疫反应，减少毛细血管通透性，刺激骨髓增生，是治疗 ITP 的首选药物，但临床实践表明该药并非是治疗 ITP 的最佳药物。

本证属祖国医学"发斑"、"吐衄"等血证范畴，对其发病机理，《景岳全书·血证》曰："益动者多由于火，火盛则逼血妄行。损者多由于气，气伤则血亦无存"。小儿素体稚阴稚阳易六淫之邪所袭，伤者易虚易实，亦为血虚范畴，外邪所致，伤及气血。出血，瘀血为其标，气虚、血虚为其本。实热者乃为本虚标实之证，气阴二虚者乃为正气虚衰，证以此理论拟定基本方，具有补气摄血、益气生血、补肾填精、祛瘀止血之功。随证实热清之,虚热润之。本次总结资料表明,中西药结合治疗 ITP,其疗效优于单纯激素治疗组。笔者等认为,可以选择性地应用激素治疗本病,并提倡广泛开展对 ITP 的中西药结合治疗方法。

**参考文献:**

[1] 全国小儿血液病专题座谈会纪要,中华儿科杂志 1987:25(2):104.

[2] 上海第一医学院. 内科学,北京:人民卫生出版社,1981:569.

　　（本文作者丁象宸,马惠珍,刊于《宁夏医学杂志》1994 年 16 卷第五期,289;《宁夏通志》·卫生·体育卷摘要转载,2008 年,339）

# 中药治疗小儿硬脑膜下腔积液临床探讨

婴幼儿中枢神经系统感染,头部外伤,新生儿缺氧缺血性脑病,都易并发硬脑膜下腔积液。我院儿科自 1983~1994 年经住院确诊 33 例,采用中药治疗 18 例,收到满意效果,报告如下。

**一、临床资料**

1. 性别与年龄:男 19 例,女 14 例。发病年龄最小为生后 5 天,最大 6 个月。其中 1~3 个月 18 例,3~6 个月 15 例。

2. 诊断标准:

化脓性脑膜炎并发硬脑膜下腔积液的诊断标准为:

(1)经脑脊液检查诊断为化脑。

(2)根据临床症状和体征,颅骨透照式试验阳性,硬脑膜下腔穿刺,液体超过 2ml,蛋白定量超过 0.4g/L 以上,红细胞<$1.00×10^{12}$/L。非化脑所致脑硬膜下腔积液者均经 CT 检查确诊。

**二、方法与结果**

采用随机分组方法,分为西医组和中药组。两组均用抗生素。西医组以行硬脑膜下腔穿刺引流为主要方法。穿刺放液次数为 2~22 次,引流液量积累 8~872ml。中药组以健脾益气,清热解毒,凉血活血,除湿涤痰之法为主。

基方以:党参、白术、黄芩、黄连、栀子、败酱草、丹皮、赤芍、生地黄、桃仁、红花、土元等,随症加减。治疗结果见下表,经统计学处理二组有显著性差异($P<0.01$)。

### 三、治疗结果

| 组别 | 例数 | 穿刺平均数 | 症状消失天数 | 住院天数 | 死亡 |
|------|------|-----------|-------------|---------|------|
| 西医组 | 15 | 9 | 15 | 31 | 1 |
| 中药组 | 18 | 1.5 | 6 | 20 | 0 |

例:患儿女,3月龄,因化脑并硬脑膜下腔积液住院3周,经抗生素治疗,脑脊液常规检查正常,仍有发热、烦躁不安,行硬脑膜下腔穿刺共12次,每次引流液位10~30ml,但患儿上证不减。患儿舌红苔黄腻,指纹暗紫,以上方化裁,服药12剂,患儿退热,精神好,哺乳佳,颅骨透照试验阴性,治愈出院,服中药期间停止穿刺引流。

**讨论:**

(1)硬脑膜下腔积液,是小儿化脑并发症之一,发生率占50%。本组同期住院诊断为化脑患儿49人,发生率为46.94%。化脑患儿有下列情况应考虑并发硬脑膜下腔积液的可能。

1)经特效抗生素治疗1周,脑脊液正常,但体温不降或降而复升,且伴呕吐。

2)头围增大或前囟膨满,有烦躁、嗜睡、惊厥。

本组化脑所致硬脑膜下腔积液23例,构成比23/33。其中头部外伤2例,颅内出血4例,新生儿缺氧缺血性脑病2例,原因不明2例。

(2)硬脑膜下腔积液发生机理,有人认为由于脑膜表面浅静脉炎性栓塞,导致局部血管渗透性增高,渗出液进入硬脑膜下腔所致。本组部分病人采用硬脑膜下腔穿刺引流治疗,积液不减少,支持低颅压状态时使用血管通透性增加而形成积液的理论。

(3)硬脑膜下腔积液的治疗,目前尚无统一意见,有人主张穿刺放液,但反复穿刺易增加感染机会。

祖国医学尚无对该病的记载,我们认为化脑并硬脑膜下腔积液属外感湿热之邪所致证候范畴，正气所伤，气不化湿，湿邪化热，湿热流注，伏于上焦，湿热久羁而瘀阻脉络。非化脑所致硬脑膜下腔积液乃为气阳虚损，湿自内生，化热而瘀，湿热瘀互相为病。辨证时分清湿热之邪轻重，热重者偏清，湿重者重用除湿之品，瘀者活之。以一活二清三除湿之法相互为用，取得了良好疗效。

（本文作者丁象宸，马惠珍，刊于《中国现代实用医学》上册，1996 年，377）

# 中药治疗小儿迁延性腹泻疗效观察

婴幼儿腹泻病原菌复杂,主要由病毒引起,因而抗菌药物疗效并不理想,我们采用中药治疗迁延性腹泻收到良好疗效,报告如下。

【临床资料】观察对象为 1994~1996 年儿科就诊腹泻病人,共 120 例。诊断标准参照《中国腹泻病诊断和治疗方案》选择病例。其中男 72 例,女 48 例,年龄 2 月~3 岁,病程 2 周~2 个月。大便日达 3 次~10 余次,呈稀糊状、蛋花汤或稀水样便,带有黏液或不消化食物。镜检有脂肪球,少许红细胞,白细胞或脓球。合并佝偻病 50 例,营养不良 30 例,营养不良性贫血 18 例,口腔炎 12 例,鹅口疮 6 例,呼吸道感染 16 例。诊前均经过助消化药、收敛药、各种抗生素类药物治疗而疗效不佳。采用双盲法随机分为中药组及对照组各 60 例。两组年龄、病情相仿,经统计学处理无显著性差异($P>0.05$)。服药 1 周为 1 个疗程。

【治疗方法】

中药组:分为虚寒型和湿热型。①虚寒型 52 例,脾阳不足,水谷不得运化而下利。病程较长,体质衰弱,面黄或浮肿,口不甚渴或渴饮不多,大便无特殊臭味,舌质淡,苔白或腻,指纹淡。立法以健脾、助阳、除湿、涩肠四法配合。常用药物:党参、太子参、肉豆蔻、补骨脂、肉桂(或桂枝)、白术、苍术、茯苓、猪苓、诃子、芡实、五味子、桑螵蛸。处方选用 8~10 味药物,用量因年龄而异,一般 1.5~6.0g。②湿热型 8 例,"本虚标实"为本型特点,实指湿热之邪所致的证候,表现为腹泻,口渴不欲饮,身热,大便奇臭,舌红少苔或黄苔,指纹暗紫。立法以清热、除湿、益气、生津四法配合。药用葛根、黄连、升麻、白芍、茯苓、猪苓、泽泻、白术、沙参、麦冬、玉竹。对照组：采用庆大霉素口服，1万 μ/(kg·d)；病毒唑 10~15mg/(kg·d)，静滴或肌注；复方苯乙哌啶口服。

【治疗结果】中药组、对照组治疗前后临床症状对比见表1。

**表 1　中药组及对照组治疗前后临床表现对比**

| 观察项目 | 中药组 | | 对照组 | |
| --- | --- | --- | --- | --- |
| | 治疗前 | 治疗后 | 治疗前 | 治疗后 |
| 腹泻次数 | 6.3±4.4 | 1.5±1.1 | 6.5±3.9 | 2.0±0.8 |
| 稀水样黏液便 | 45 例 | 2 例 | 46 例 | 5 例 |
| 呕吐恶心 | 26 例 | 0 例 | 23 例 | 3 例 |
| 腹泻停止时间 | 3.5±1.2 | | 4.5±1.2 | |

疗效判定：

治愈：临床症状消失，大便次数 1~2 次/d，成形软便，便常规正常，水电解质紊乱纠正。

好转：用药后大便次数减少，性状好转。无效：用药后大便次数不减少，性状无边化。本组疗效见表2。

**表 2　中药组及对照组疗效观察**

| | 例数 | 痊愈 | 好转 | 无效 | 有效率% |
| --- | --- | --- | --- | --- | --- |
| 中药组 | 60 | 21 | 34 | 5 | 91.66 |
| 对照组 | 60 | 9 | 36 | 15 | 75.00 |

婴幼儿腹泻是小儿常见病，病原菌复杂，病毒是其主要病原。对迁延性腹泻用抗菌药物治疗，疗效不佳，本组用中药治疗，取得优于对照组的疗效。迁延性腹泻的主证为腹泻，中医理论认为"凡泻皆兼湿"，湿为其标，"治湿不利其小便，非其治也"，两型均重用淡渗之品，使邪从小便而消，虚寒型兼以涩肠止泻。

对于细菌性腹泻，合理的应用抗生素确有卓效，但它也干扰了肠道正常菌群,尤其是无原则的长期应用更是利少弊多,应尽量采用针对病原菌的高效窄普抗生素,以免在杀灭病原菌的同时破坏其他菌群。

（本文作者丁象宸,马惠珍,韩正凤。刊于《四川中医》1998年第16卷第7期:49;《全国现代医学优秀论文选编》1999年:570;《宁夏通志》2008年摘要转载·卫生·体育卷,334）

# 含乌头碱类中药中毒临床总结

笔者于 1984~1994 年间搜集含乌头碱类中药中毒患者 10 例,现将有关资料总结如下:

临床资料:男 4 例,女 6 例,年龄 21~68 岁。9 例因"风寒湿痹"服用含乌头碱类中药煎剂;1 例误服含草乌白酒浸液所致。其中门诊病例 8 例,住院病例 2 例。

服药剂量:制草乌 5g 2 例,10g 1 例,15g 1 例;制川乌、草乌各 5g 2 例,各 10g 2 例;制附子 25g 1 例;草乌白酒浸液(浓度不详)100ml 1 例。服药后发作时间 30min 至 2h。

中毒症状表现:恶心呕吐 3 例;神疲乏力,周身不适 8 例;口周及肢体麻木 8 例;心前区不适 6 例;心悸气短 3 例;汗出 6 例;突然昏倒,不省人事 1 例;烦躁不安,口吐白沫,四肢震颤 2 例;四肢厥冷,血压下降 2 例;心音低钝,心律不齐 1 例。

心电图所示:交界性及室性逸搏、多元性室性早搏 1 例;交界心律 1 例;窦性心动过缓 4 例,心肌缺血 2 例,正常者 2 例。

治疗及处理:10 例患者均门诊留观察或住院治疗,洗胃 1 例,均予以液体疗法。心律失常者加利多卡因;血压下降,窦缓者加 654-2。24h 后症状和体征消失。

病例举例:男性患者,21 岁,学生,门诊病例号 102472,患者 3h 前服用含川、草乌各 10g 中药煎剂,于服药后 30min,自觉头昏、恶心呕吐,1h 后口周及肢体麻木,周身不适,心悸气短,手足厥冷。T 36.4℃,P 54 次/min,BP 15.96/10.64kPa。神清,体查合作,营养发育中等,头部及五官正常,颈软,气管居中,两肺清晰,心界不大,心律不齐,未闻及杂音,腹部无异常发现,双膝腱反射引出,病理反射阴性。舌质淡红,苔薄白,脉结代。心电图:交界性及室性逸搏,多源性室性早搏。入院后给予 10%GS20ml 加利多卡因 200mg 静滴,20min 后复查心电图同前。给予 10%GS500ml 加利多卡因 400mg 静滴,肌注安定 10mg,30min 后复查心电图为交界性心律,早搏、逸搏消失,12h 后恢复窦性心律,心率 68 次/分。心音有力。第二天自觉症状如常。

**讨论:**

含乌头碱中药有乌头、草乌、附子、天雄等。乌头为毛茛科植物乌头(栽培品)Aconitum Carmichaeli Debx 的块根;其旁生块根(子根)称为附子;不生侧根者为天雄,故三者属一植物根,性味功能相似,但附子长于散寒,乌头长于祛风,天雄长于助阳,因主要产地为四川,故有"川乌"之称。

草乌是各地野生毛茛科同属植物的根俗称,东北所产者为北乌头 Axontium Kusnieioffii Rewichb;南京地区所产草乌为 A.Chininsi;昆明草乌为 A.vilmorinianum Kom。乌头属植物在我国有 70 多种。

乌头属类中药均含有多种生物碱,如乌头碱 Acomitine。次乌头碱 Aypaconitine,中乌头碱 Mesaconitine 等。该品种古称大辛、大热、大毒之品,取之助阳温经、祛风散寒、止痛之功,广泛应用临床。

现代药理学研究小剂量乌头碱兴奋迷走神经,使心率减慢;而大剂量直接作用心肌,有致颤作用,并有镇痛、麻醉作用。

该品毒性极强,乌头碱中毒口服量 0.2mg,中毒致死量为 2.4mg。因品种产地、采集时间、炮制、煎煮时间长短或个体对药物耐受性差异等因素,毒性作用差异较大。经炮制和长时间煎煮后生物碱含量减少,其毒性作用也减少。按《中华人民共和国药典》规定川乌用量 1.5~3g,制附子 3~15g。本文报告的病例,均超药典规定用量 3 倍以上。目前有些医生其用量远远超"药典"规定范围,尚未见中毒病例,此文忠告同道们,用量依"药典"为据为凭,在宁夏出现中毒致死病例有之。

关于乌头碱中毒所致的临床表现,主要为迷走神经兴奋作用,感觉神经和运动神经的麻醉作用,对心血管的毒性作用。本文发现剂量较小的病例,心率较慢,剂量大者出现心律失常,异位心律等于文献基本一致。

（本文作者丁象宸,刊于《中国临床医学与卫生学》1997 年,433）

# 双黄连粉针剂治疗外感风热 56 例临床观察

呼吸道感染性疾病是临床发病率较高的疾病,多由病毒感染引起,迄今还没有更有效的药物治疗。笔者于 1997 年 9 月至 1998 年 6 月,用双黄连粉针剂治疗呼吸道感染性疾病,中医属外感风热引起的感冒、咳嗽及喘证 56 例,对照组 38 例,进行观察,报告如下:

**资料与方法**

临床资料:病例资料来源于门诊病人,治疗组(双黄连粉针组)56 例,年龄 13~72 岁,男 31 例,女 25 例。其中上感 24 例,支气管炎 26 例,肺部感染 6 例。对照组 38 例,男 21 例,女 17 例,年龄 13~63 岁,其中上感 24 例,支气管炎 11 例,肺部感染 3 例。两组在年龄、性别、病种分布等方面均有可比性(P>0.05)。

诊断标准:

(1)中医诊断标准及辨证分型:参照高等医药院校教材《中医内科学》(上海科技出版社,1985 年版)辨证分型属外感风热型。

(2)西医诊断标准:上呼吸道感染按《呼吸内科学》(人民卫生出版社);急性支气管炎、肺部感染均按《实用内科学》(人民卫生出版社第八版)诊断。

(3)治疗方法:双黄连粉针剂 3.6g(哈尔滨中药二厂生产)加入 10%葡萄糖 500ml 中静滴。每日 1 次,18 岁以内按 50~60mg/(kg·d)剂量给药。

对照组:给予青霉素 320 万 μ/d 及病毒唑按 10~15mg/(kg·d)静脉给药。2 组疗程均为 5~7 天。

### 疗效判断

观察主要症状及体征：发热、咽痛、咳嗽、喘、咽充血、肺部罗音 WBC，DC。

（1）痊愈：临床症状及体征消失。

（2）有效：临床症状及体征消失或明显改善。

（3）无效：临床症状及体征无改善，或临床出现并发症。

**结果：**见表 1、2。

表 1 两组治疗效果对比

| | 发热 | | 咳嗽 | | 喘息 | | 扁桃体肿大 | |
| --- | --- | --- | --- | --- | --- | --- | --- | --- |
| | 有效 | 无效 | 有效 | 无效 | 有效 | 无效 | 有效 | 无效 |
| 治疗组(n=56) | 49 | 4 | 45 | 4 | 9 | 1 | 12 | 1 |
| 对照组(n=38) | 21 | 11 | 4 | 12 | 7 | 4 | 8 | 4 |
| $X^2$ | 4.07 | | 5.62 | | 4.21 | | 4.31 | |
| P 值 | <0.05 | | <0.05 | | <0.05 | | <0.05 | |

两组主要症状的改善、体征的消失有显著性差异。

表 2 两组疗效对比

| | 痊愈 | 有效 | 无效 | 总有效率(%) |
| --- | --- | --- | --- | --- |
| 治疗组 | 46 | 8 | 2 | 96.42 |
| 对照组 | 20 | 14 | 4 | 89.47 |

双黄连组明显优于对照组（P<0.05）

### 讨论：

呼吸道感染多由病毒引起，部分病人合并细菌感染，哈尔滨中药二厂生产的双黄连粉针剂由双花、连翘、黄芩精制而成，具有广谱的抗病毒抗菌作用。本组采用双黄连治疗呼吸道感染总有效率为 96.42%，明显高于对照组。双黄连粉针剂在临床应用观察中，少数病例出现血管壁刺激疼痛，可减慢滴速，笔者体会其输液浓度以 100ml 液体溶入 0.6g（一安瓿）双黄连为佳。双黄连粉针剂适应外感风热引起的外感咳嗽等证的治疗。

（本文作者王洪涛，丁象宸，刊于《宁夏医学杂志》1998 年第 20 卷中医专辑·下册，18）

# 双黄连粉针剂治疗小儿急性上呼吸道感染 213 例临床分析

呼吸道感染是儿科常见病,多由病毒感染引起。由于无特效抗病毒药,给治疗带来困难。我院儿科自 1997 年 1~12 月,采用哈尔滨中药二厂生产的双黄连粉针剂治疗呼吸道感染 213 例与病毒唑静脉滴注治疗 220 例做对比观察,现将结果报告如下。

**资料与方法:**

临床资料:433 例患儿均符合小儿急性上呼吸道感染诊断标准。采用双盲法随机分为观察组 213 例和对照组 220 例,病情分别为年龄≤2 岁 105 例和 102 例,>2 岁 108 例和 118 例,发热≤38.5℃ 21 例和 27 例,−39℃ 160 例和 164 例,>39.0℃ 32 例和 29 例,流涕鼻塞 196 例和 205 例,咽痛 181 例和 172 例,呕吐 56 例和 45 例,腹痛 21 例和 18 例,咽充血 213 例和 220 例,眼结膜充血 9 例和 7 例,疱疹性咽峡炎 12 例和 9 例,统计学上差别无显著意义（P>0.05）,有较好的可比性。

药物用法:双黄连粉针剂观察组,采用哈尔滨中药二厂生产的双黄连粉针剂(批号 970565),剂量为 50~60mg/(kg·d)溶于 10%葡萄糖静脉滴注(浓度不能超过 0.6%)。对照组使用病毒唑注射液,剂量为 10~15mg/(kg·d),加入 10%葡萄糖中静脉滴注。两组均同时用青霉素 160 万 μ/d,对症处理二组相同,疗程为 3d,观察 10d。

疗效判定：

痊愈：体温恢复正常，咳嗽、咽痛、气促消失；

好转：体温有所下降，咳嗽、咽痛、气促有所改善；

无效：所有症状及体征均无好转。

**结果：**

两组退热、止痛、咽痛、气促消失天数及疗效比较见附表。观察组发生皮疹 11 例，为充血性丘疹，微痒，不影响疗效，停药后消失。

附表　两组临床症状消失天数及疗效比较

| N | 临床症状($d \cdot \bar{X} \pm S$) | | | | 治疗效果(n,%) | | | |
|---|---|---|---|---|---|---|---|---|
| | 退热 | 气促 | 咽痛 | 止咳 | 痊愈 | 有效 | 无效 | 总有效 |
| 观察组 | $2.98 \pm 1.06^{**}$ | $3.25 \pm 1.84$ | $4.23 \pm 0.34^{**}$ | $7.01 \pm 1.25$ | 138 (64.79) | 61 (28.64) | 14 (6.57) | 199 (93.43) |
| 对照组 220 | $4.05 \pm 1.58$ | $3.12 \pm 1.96$ | $5.96 \pm 0.32$ | $6.96 \pm 0.32$ | 129 (58.64) | 75 (34.09) | 16 (7.27) | 204 (92.73) |

与对照组比价，★★P<0.01（经 $X^2$ 检验）

**讨论**

双黄连粉针剂由金银花、连翘、黄芩三味中药的提取物制成无菌粉针剂，起奏祛风解表，清热解毒之功效。北京市儿童医院儿研所病毒研究室采用 HeP$_2$ 细胞单层培养系统观察双黄连粉针剂抗呼吸道合胞病毒研究[1]，发现双黄连粉针剂在体外确有抑制 RSV 生长的作用。并提示双黄连对人体细胞的毒性作用小于病毒唑。对人体的副作用要小于核苷类衍生物或其他具有细胞毒性作用的抗病毒药物。

根据北京中医药大学及中国中医研究院北京市中医医院对注射用双黄连粉针剂三种量（60mg/（kg·d），90mg/（kg·d），120mg/（kg·d））静脉滴注治疗小儿呼吸道疾病的临床观察[2]，三种剂量组间差异无显著性，本组采用 60mg/（kg·d），其浓度不能高于 0.6%。静滴速度不宜太快。建议 2 岁以下小儿 10 滴/min，

2 岁以上小儿 15 滴/min。本观察组曾有 3 例静脉滴注双黄连粉针剂发生输液反应，其中 2 例在用药过程中，1 例在用药后，其原因是双黄连浓度大于0.6%，与静脉滴速过快有关。

**参考文献：**

［1］孔晓棠. 体外双黄连粉针剂抗呼吸道合胞病毒的实验研究. 双黄连粉针剂论文汇编，1996.5.

［2］徐荣谦. 注射用双黄连粉针剂三种剂量静脉滴注治疗小儿呼吸道感染性疾病的临床观察. 双黄连粉针剂论文汇编，1996.84.

（本文作者张蓬，马惠珍，韩正凤，刊于《南通医学院学报》1999 年第 19 卷，65）

# 清开灵胶囊治疗急性上呼吸道感染 292 例临床观察

上呼吸道感染是儿科常见病,多由病毒感染引起,常出现高热持续不退,以往使用抗生素及病毒唑治疗,由于无特效抗病毒药物,给治疗带来很大困难。中医科门诊于 1997~1998 年,采用口服清开灵胶囊方法治疗小儿急性上呼吸道感染 292 例,并与病毒唑静滴或肌注治疗对照 285 例进行比较,疗效满意,报告如下。

**资料与方法:**

病例选择:本组病例均系儿科专家门诊病人。诊断标准按《儿科学》(王慕逖主编,北京:人民卫生出版社,1996)一书进行。所选病例,双盲法随机进行分组。分为清开灵治疗组及病毒唑对照组。男 294 例,女 283 例,年龄最小为 1 岁,最大为 13 岁。两组发病年龄、主要症状及体征,见表 1、表 2。

**表 1　两组发病年龄分布**

|  | ~1 岁 n(%) | ~3 岁 n(%) | ~7 岁 n(%) | ~13 岁 n(%) |
|---|---|---|---|---|
| 清开灵组 | 98(33.56) | 102(34.93) | 76(25.68) | 17(5.83) |
| 病毒唑 | 96(33.68) | 106(37.19) | 68(23.86) | 15(5.27) |

**表 2　两组主要症状和体征**

|  | 发热 n(%) | 咽痛 n(%) | 咳嗽 n(%) | 流涕 n(%) | 气促 n(%) |
|---|---|---|---|---|---|
| 清开灵组 | 281(96.23) | 198(67.81) | 252(86.30) | 276(94.52) | 67(22.95) |
| 病毒唑组 | 265(92.98) | 194(87.02) | 248(87.02) | 259(90.88) | 58(20.35) |

两组性别、年龄、发病时间及病情,经统计学处理无显著差异性(P>0.05)

治疗方法:治疗组:采用哈尔滨一洲制药有限公司生产的清开灵胶囊口服,服药剂量如下:1 岁每次 1 粒(每粒含黄芩苷 10mg),每日 2 次;3 岁每次 1 粒,每日 3 次;7 岁每次 1 粒半,每日 3 次;13 岁每次口服 2 粒,每日 3 次,疗程 7 天。

对照组:用广东石歧制药厂生产的三氮唑核苷注射液,肌注或静脉滴注,剂量为 10mg/(kg·d),每日 2 次,7d 为 1 个疗程。两组同时应用青霉素肌注或口服。

**结果:**

疗效标准及结果:

痊愈:6 天内退热,症状及体征均消失。

无效:体温不降,症状及体征无好转或出现并发症。

清开灵组:痊愈 281 例(96.23%),无效 11 例(3.77%)。

病毒唑组:痊愈 261 例(91.58%),无效 11 例(8.42%)。

主要观察指标比较(痊愈病例)见表 3

**表 3 两组主要观察指标比较($\bar{X}\pm S$)**

| 组别 | 退热天数 | 止咳天数 | 咽痛消失天数 | 咽充血消失天数 |
|---|---|---|---|---|
| 清开灵组 | 2.51±1.03 | 3.32±1.50 | 2.07±1.21 | 3.82±1.52 |
| 病毒唑组 | 3.10±1.52 | 4.23±1.80 | 2.90±1.28 | 3.81±1.61 |
| P | <0.01 | <0.01 | <0.05 | <0.05 |

**讨论:**

清开灵治疗组 292 例,病毒唑对照 285 例,均为同期儿科门诊病人,随机分组,在病情、性别、年龄及主要症状、体征上相仿,具有可比性。两组总有效率清开灵为 96.23%,病毒唑组为 91.58%。其退热天数、止咳天数经统计学处理两组有显著差异,清开灵组优于病毒唑组。清开灵的主要成分为胆酸、去氧胆酸、水牛角、珍珠母、黄芩、金银花、栀子及板蓝根,有退热、消炎、提高免疫力的作用。

应用清开灵治疗中个别患儿出现轻微腹泻,不影响疗效,治疗停止后腹泻即消失。

上呼吸道感染是儿童的常见病和多发病,占儿科门诊就诊病人的 60%~80%。采用清开灵治疗该病疗效确切,避免了肌肉注射或静脉滴药带来的不方便与痛苦。

(**本文作者马惠珍,刊于《宁夏医学杂志》1998 年第 20 卷中医专辑下册,56**)

# 清开灵胶囊治疗小儿疑似心肌炎 16 例报告

病毒性心肌炎（viralmyocarditis），是病毒侵犯心脏所致，以心肌炎性病变为主要表现的疾病。本病临床症状表现为轻重不一，临床上对诊断为心肌炎条件不够，又不能完全排除的，就诊断为疑似心肌炎，治疗原则与心肌炎相同，我们对 1997 年 10 月至 1998 年 6 月间 16 例疑似心肌炎患儿采用口服清开灵胶囊治疗，取得满意疗效，报告如下。

**资料与方法**

诊断标准：

（1）诉心前区不适，胸闷，心悸，头晕，乏力，肌痛，关节痛等症状中两项。

（2）心电图窦性心动过缓、过速，窦性心律不齐，不完全性右束支传导阻滞。

（3）化验心肌酶异常；检查有谷草转氨酶、乳酸脱氢酶、α-羟丁酸脱氢酶、肌酸激酶、肌酸激酶同工酶。本组符合者 16 例，男 7 例，女 9 例。年龄分布：3~4 岁 4 例，4~7 岁 8 例，7~13 岁 4 例。

治疗方法：采用哈尔滨一洲制药有限公司生产的清开灵胶囊口服给药。剂量为 3~4 岁每次 1 例，每日 3 次（每粒含黄芩苷 10mg），4~7 岁每次 1 粒半，每日 3 次，7~13 岁每次 2 粒，每日 3 次。疗程 4 周，4 周后查心电图、心肌酶。每周进行体格检查及门诊登记随访。

结果见表 1~ 表 3。

**表1　16例治疗前后症状对比**

| 症状 | 心前区不适 | 胸闷 | 心悸 | 头晕 | 乏力 | 肌痛 | 关节痛 | 多汗 |
|------|-----------|------|------|------|------|------|--------|------|
| 治疗前 | 7 | 3 | 8 | 12 | 14 | 6 | 7 | 10 |
| 治疗后 | 0 | 0 | 1 | 2 | 2 | 0 | 0 | 1 |

**表2　治疗前后心电图变化**

| | 窦性心动过速 | 窦性心律不齐 | 不完全性右束支传导阻滞 | 窦性心动过缓 |
|------|-----------|------------|----------------------|------------|
| 治疗前 | 8 | 5 | 2 | 1 |
| 治疗后 | 0 | 2 | 1 | 0 |

**表3　用药前后心肌酶变化($\overline{X}\pm S$)**

| 心肌酶 | n | 用药前(u/L/30) | 用药后(u/L/30) | P |
|--------|---|----------------|----------------|---|
| GOT | 16 | 63.46±2.31 | 28.39±2.15 | <0.05 |
| LDH | 16 | 108.44±10.42 | 140.42±12.03 | <0.05 |
| A–HBDH | 16 | 12.41 | 210.82±15.36 | <0.05 |
| Ck | 16 | 24.94±4.43 | 112.82±14.86 | <0.05 |
| Ck–MB | 16 | 24.94±4.43 | 15.03±3.42 | <0.05 |

　　总例数于治疗前临床症状阳性总和为67项,而治疗后为6项,症状好转率为91.04%;治疗前心电图异常16例,治疗后心电图异常3项,心电图检查好转率为81.25%。治疗前后以自身对照心肌酶各项检测指标前后差异显著。

**讨论**

　　清开灵胶囊的主要成分:牛黄、水牛角、珍珠母、栀子、黄芩、金银花、板蓝根等。现代研究认为牛黄对中枢神经系统有镇静止痉作用;对循环系统牛磺酸有心肌兴奋作用和血管舒张作用。其性味苦而凉,具有清心化痰、镇静止痉之功,配上诸药,本方有化痰通络,镇静安神及清热解毒的作用。

　　对疑似心肌炎的治疗既往采用泼尼松,重症应用地塞米松滴注,有人用大剂量VitC及能量合剂。本组对疑似心肌炎的16名患儿采用口服清开灵胶囊门诊治疗,在改善临床症状、心电图及心肌酶的恢复方面有良好的疗效,此举方便了病人,减少了病儿痛苦,减少了医疗费用。其作用机理有待进一步研究。

（本文作者丁象宸,王红涛,刊于《宁夏医学杂志》1998年第20卷中医专刊·下）

# 中药治疗潴留囊肿 45 例总结

作者于 1976 年至 1989 年间,搜集口腔黏膜潴留囊肿 45 例,均以中药治疗,随访 6 个月至 2 年,疗效满意,现将有关资料报告如下:

**临床治疗:**

经区医院或外院口腔科确诊口腔黏膜潴留囊肿 45 例。其中黏液腺囊肿 32 例,舌下腺囊肿 13 例;男 28 例,女 17 例;年龄 7 岁至 48 岁;病程 2 周至 6 个月;囊肿部位,下唇 29 例,颊黏膜 13 例,口底黏膜 3 例;其大小、直径 0.3~ 1.5cm。呈半透明泡状隆起,质地柔软,有囊性感。在临床过程中,囊肿反复溃烂而自行消失,又反复再发者 24 例,经穿刺未愈者 8 例,其余均未治疗。

**治疗及结果:**

以健脾燥湿、活血化瘀兼清内热之法,拟方:党参、白术、茯苓、苍术、川芎、三棱、莪术、土鳖虫、升麻、丹皮、赤芍等药物为基方,随症加减。以党参、白术、茯苓、苍术,健脾燥湿;川芎、三棱、莪术、土鳖虫、赤芍活血化瘀;升麻、丹皮清除胃热。采用治疗前后自身对照。肿物消失,随访 6 个月无复发者,为临床治愈;肿物无变化或反复再发者无效。45 例患者服药 6~24 剂,治愈 39 例,无效 6 例。治愈率为 86.67%。

例 1:男,42 岁。以下唇肿物,反复溃破反复再发 6 个月余,于 1976 年就诊本院口腔科。诊断:下唇黏液腺囊肿。肿物位于下唇外侧 1/3 处,直径 1.0cm×1.0cm,呈泡状隆起,囊性感。舌质红苔薄白、脉弦滑。辨证为痰湿瘀结。以上法施治,用药 15 剂,肿物消失,局部留有凹陷性瘢痕,1 个月后自行修复,随访 2 年无复发。

例2：男，36岁。以舌下包块2个月余1979年3月19日就诊，自诉包块经常溃破，流出清淡黏液，反复再发4~5次，伴溲赤便结之候。局部检查，于左侧舌下腺区有1.5cm×1.5cm大小囊性肿物，其右侧可见0.3cm×0.3cm溃疡面，舌红少苔脉滑数，诊断为"舌下腺囊肿并溃疡"。中医辨证为痰湿瘀结，以上方化裁，服药12剂，溃疡愈合，肿物消失，一年半后信访无复发。

例3：女，24岁，本院工人。1979年6月，以下唇肿物6个月经口腔科诊断为黏液腺囊肿转本科施治，下唇内侧居中肿物呈灰白色，0.8cm×0.8cm，囊性感。舌质淡红，苔薄白，脉弦。以上法辨证施治，服药15剂，肿物消失，至今无复发。

**探讨：**

黏液腺囊肿和舌下腺囊肿为黏液潴留囊肿，多由腺体导管堵塞或腺体破坏，黏液潴留所致，其囊壁衬有上皮细胞和组织，内含半流体样黏液，表面覆盖黏膜组织。手术治疗有创伤性和复发性[1]可能。祖国医学称之"痰包"。本文以祖国医学理论"脾之合肉也，其荣唇也"及"脾主运化"、"开窍于口"之说，认为本病为脾失健运，胃热熏蒸，湿聚成痰，痰瘀互结而发病。治疗宜以健脾燥湿、活血化瘀兼清内热，标本兼顾为治则。本文报告有效率为86.67%，为该病治疗开拓新法之一。

本文认为健脾燥湿、活血化瘀、清热之品，诸药合用，有利被堵塞的导管开放，排除潴留液，改善局部微循环，减轻炎性反应，促进吸收和纤维化[2]。从而起到消除肿物、修复组织功效。

**参考文献：**

[1]四川医学院. 口腔科学.人民卫生出版社,1998.100.

[2]陈可翼,张之南,梁子钧,等.血瘀证及活血化瘀治法研究,中西医结合杂志,1988.10（8）:584.

（本文作者丁象宸，马艳萍，王秀瑛，刊于《宁夏医学杂志》1998年第20卷中医专辑·上册）